악관절장애의 재활치료

잘 움직이는 관절은 아프지 않다!

악관절장애의 재활치료

잘 움직이는 관절은 아프지 않다!

木野孔司 (Kino Koji) 편저

佐藤文明 (Sato Fumiaki)
澤田真人 (Sawada Masato)
渋谷寿久 (Shibuya Toshihisa)
澁谷智明 (Shibuya Tomoaki)
西山　暁 (Nishiyama Akira)
羽毛田匡 (Haketa Tadasu)
儀武啓幸 (Yoshitake Hiroyuki)
저

신 영 민 역

대한나래출판사

DaehanNarae Publishing, Inc.

DaehanNarae Publishing, Inc.

#903 IS Biz Tower
147 Sungsu 2-ro
Sungdong-gu
SEOUL 133-120, KOREA
TEL: +82-2-922-7080
FAX: +82-2-922-0841
E-mail: nrpub@naver.com
Website: www.dhpub.com

This book was originally published in Japanese under the title of:
Rehabilitation Training for Temporomandibular Disorders (TMDs)
by Koji Kino et al.

ISBN 978-89-5741-601-3

Printed in Korea

⊙ 집필자 일람

木野孔司 (Kino Koji)

1976년 동경의과치과대학 치학부 졸업
1980년 동경의과치과대학원 치학연구과 수료, 치학박사
1981년 동경의과치과대학 치학부 구강외과 제1강좌 조수
2000년 동경의과치과대학 치학부 부속병원 악관절치료부 부장(조교수)
2004년 부교수로 명칭 변경
2015년 木野악관절연구소 소장
동경의과치과대학대학원 구강악안면통제어학 분야 외래교수
● 일본악관절학회 전문의 · 지도의

佐藤文明 (Sato Fumiaki)

1989년 북해도대학 치학부 졸업
1989년 동경의과치과대학 치학부 구강외과학 제1강좌 전공의
1993년 佐藤치과의원 개원(도쿄도 다이토구)
2004년 동경의과치과대학대학원 악안면외과학 분야 외래교수
2007년 박사(치학) (동경의과치과대학)
2016년 佐藤치과의원 이마도클리닉 이전 개원(도쿄도 다이토구)
● 일본악관절학회 전문의 · 지도의
● 일본구강임플란트학회 전문의

澤田真人 (Sawada Masato)

2000년 동경의과치과대학 치학부 졸업
동대학대학원 악안면외과학 분야 전공의
2003년 조리사 면허 취득
2005년 동경의과치과대학대학원 의치학종합연구과 수료, 박사(치학)
2005~2010년 服部영양전문학교 외래교수
2012년 本山덴탈클리닉 개원(나고야시 치다네구)
● 일본구강외과학회 회원
● 일본영양 · 식량학회 회원
● 일본조리과학회 회원

渋谷寿久 (Shibuya Toshihisa)

1985년 카나가와치과대학 졸업
1985년 동경의과치과대학 치학부 구강외과학 제1강좌 전공의
1993년 渋谷치과의원 개원(카나가와현 카마쿠라시)
2010년 박사(치학) (동경의과치과대학)
2015년 동경의과치과대학 치학부 부속병원 악관절치료부 임상교수
● 일본악관절학회 전문의 · 지도의

澁谷智明 (Shibuya Tomoaki)

1991년 큐슈치과대학 졸업
1997년 동경의과치과대학대학원 의치학종합연구과 수료, 박사(치학)
2002년 큐슈치과대학 구강외과학 제2강좌 조수
2003년 큐슈치과대학 구강외과학 제2강좌 강사
2004년 히타치제작소 히타치토즈카종합병원 요코하마진료소 치과구강외과의 국장
2006년 히타치제작소 요코하마건강관리센터 주임
2009년 카나가와치과학 교합정신통합진료과 외래교수
2015년 헤이세이요코하마병원 치과구강외과 비상근의사
● 일본악관절학회 전문의 · 지도의
● 일본구강안면통학회 전문의 · 지도의
● 일본구강외과학회 전문의

西山 暁 (Nishiyama Akira)

1995년 동경의과치과대학치학부 졸업
1999년 동경의과치과대학대학원 치학연구과 수료, 박사(치학)
2002년 동경의과치과대학대학원 부분의치보철학 분야 조교
2007년 동경의과치과대학치학부 부속병원 악관절치료부 조교
2016년 동경의과치과대학치학부 부속병원 악관절치료부 진료과장
동대학대학원 구강안면통제어학 분야 강사
● 일본악관절학회 전문의

羽毛田 匡 (Haketa Tadasu)

1988년 동경의과치과대학치학부 졸업
1993년 동경의과치과대학대학원 치학연구과 수료, 박사(치학)
동대학 치과보철학 제1강좌(부분의치학) 의사
2000년 동경의과치과대학대학원 악관절교합학 분야(현 구강안면통제어학 분야) 조수, 외래장, 의국장
2007년 羽毛田치과의원 근무 부원장(나가노현)
동경의과치과대학대학원 악관절교합학 분야 외래교수
2008~2013년 동경의과치과대학대학원 부분의치보철학 분야 외래교수
2009년 쇼와대학 치학부 보철학 강좌 겸임강사
2012년 긴자하케타치과의원 개원(도쿄도 쥬오구)
● 일본악관절학회 전문의 · 지도의
● 일본보철치과학회 전문의 · 지도의

儀武啓幸 (Yoshitake Hiroyuki)

1995년 츠루미대학 치학부 졸업
1995년 동경의과치과대학대학원 구강외과학 제1강좌 전공의
2000년 동경의과치과대학대학원 치학연구과 수료, 박사(치학)
동경후생연금병원 치과구강외과의사
2001년 동경의과치과대학대학원 악안면외과학 분야 의사
2006년 동경의과치과대학대학원 악안면외과학 분야 조교
2007년 츠루미대학 치학부 약리학 강좌 외래교수
● 일본악관절학회전문의 · 지도의
● American Society of Temporomandibular Joint Surgeons (International member)
● Japanese Society of Temporomandibular Joint Surgeons (Founding member)

발간에 있어서

이 책의 타이틀에 '재활'이란 용어가 들어가 있는 것에 위화감을 느끼는 독자도 있을 것이다. 지금까지 악관절장애 환자에 대한 운동요법으로는 급성기라면 5분 정도 차가운 찜질을 한 뒤 서서히 개구를 시키고, 만성기에는 다소 통증을 느끼는 정도까지 개구시키는 방법이 사용되어 왔다. 치료의 기본은 안정시키는 것이었으며, 통증을 동반하는 훈련은 되도록이면 피하고, 시행하는 경우에는 통증을 악화시키지 않도록 하는 주의가 필요하다고 알고 있었다.

저자들도 예전에는 위와 같이 운동요법을 시행할 때에는 '무리하지 않는다', '강한 통증은 되도록 피한다'라고 환자에게 지도하였다. 그 당시에는 악관절장애의 원인은 부정교합이라고 하는 '교합병인론'을 널리 믿어왔기에 교합의 안정이나 개선을 얻게 되면 자연스레 악관절의 기능장애도 개선될 것이라는 생각으로 병인치료가 시행되고 있었으나, 잘 개선되지 않고 만성화되는 환자도 많았다. 병인치료를 보조하는 운동요법도 그때마다 시행착오적으로 변화하였고, 대증요법과 비슷한 정도로 생각하는 경우가 많았다. 하지만 1990년부터 세계 각국의 연구자들이 교합병인론에 대한 의문을 가지게 되면서, 21세기에 들어와서는 완전부정까지는 아니지만 대다수의 악관절장애전문의가 교합의 단일 병인론을 부정하는 상황이 되었다.

이러한 상황이 되었기 때문에 저자들은 원점으로 돌아가 다시 악관절장애의 치료법에 대해 생각해볼 필요가 있었다. 거의 비슷한 때에 저자들은 악관절장애의 병인으로서 TCH[tooth contracting habit: 상하치열접촉벽(습관)]을 제안하였다. 이 TCH의 시정(교정)이 교합치료를 대신하는 병인치료로서 중심적인 위치가 될 것으로 생각하고 있다.

하지만 어떤 질환이라도 병인치료와 병태치료라는 두 방향의 치료가 필요하며, 현재 저자들이 사용하고 있는 '재활운동치료(rehabilitation training)'라는 운동요법은 TCH교정이라는 병인치료와 병행하여 사용해야 할 병태치료라는 큰 위치를 점하고 있다고 생각한다.

이 책에서 제안하는 재활운동치료는 한 시대 전만 해도 '그런 난폭한 짓을 하면 안 된다'고 꾸짖음을 들을 방법이다. 하지만 정형외과 영역의 근골격계 및 관절의 질환에 있어서는 기능 회복을 위해서 재활치료로서의 트레이닝이 필수이며, 그것에 의해 통증이 발생하더라도 각종 방법을 통해 환자가 트레이닝의 고통을 뛰어넘을 수 있도록 지도·유도하는 것이 당연한 것이 되어 있다.

저자들은 지금까지 동경의과치과대학 치학부 제1구강외과(현재의 악안면외과) 및 그 이후 개설된 악관절치료부에서 연간 수천 명의 악관절장애 치료를 해왔다. 그 경험으로 보아 다른 관절에 적용되어 있는 것과 마찬가지로 악관절에 있어서도 기능 회복을 위해서 다소 통증이 강해지더라도 재활치료로서의 강력한 운동요법은 유효성이 높고 안전한 치료법이라고 생각한다.

이런 경위에서 저자들이 '재활운동치료'로 칭하는 운동요법을 소개하기 위해 이 책을 집필하였다. 임상에서 악관절장애 환자의 치료를 시행하는 임상의가 이 책의 방법을 채택해 준다면 큰 증상 개선 효과를 확인할 수 있을 것이라 생각한다. 이러한 경험을 공유할 수 있다면 집필자 일동의 큰 기쁨이 될 것이다.

2017년 6월

木野孔司

역자의 말

이전 인턴생활을 할 때 각 과를 돌면서 가장 의문스러웠던 것이 턱관절에 대한 치료였습니다. 그때는 지식과 경험이 일천할 때라 아무것도 모르던 주제에 왜 구강내과에서는 입이 잘 안 벌어지고 아프면 턱을 쉬게 해주라고 하는데, 구강악안면외과에서는 condyle fracture가 되면 아파도 계속 벌리라고 해야 되는 걸까 하면서 이상하게 여겼습니다.

지금도 턱관절치료는 명백한 하나의 가이드라인이 제시되지 못하고 있는 치료이며, 구강내과와 구강악안면외과에서의 진행 방향이 조금 다른 것 같다는 생각이 있습니다. 또한 일본과 미국에서 악관절장애와 TMD로 불리는 턱관절질환은 깊게 살펴보면 조금 다른 부분이 있습니다. TMD에 관해서는 대부분 들어보신 적이 있으시겠지만, 악관절장애란 단어는 생소하신 분이 많을 것이라고 생각합니다. 일본에서는 턱관절질환의 치료를 어떻게 하는지 관심이 생겨 몇 가지 책을 읽어보게 되었고, 이 책이 전문의가 아닌 일반치과에서도 우선적으로 시작할 수 있는 방법이라 생각되어 번역을 시작하였습니다.

이 책을 읽고 환자를 보면서 개구훈련을 강조하는 방향으로 이끌어가 보니 좋은 경과를 보이는 경우가 많아서 현재는 어느 정도 임상적인 확신을 가지고 진행하고 있습니다. 안정을 취하고 쉬게 하면서 self-limiting을 노리는 것도 당연히 한 방법이겠지만, 환자를 격려하면서 능동적으로 조금씩 개구훈련하는 것이 rapport를 형성할 때 도움이 될 것이라 생각합니다. 아무쪼록 다른 선생님들의 임상에 이바지할 수 있으면 좋겠습니다.

마지막으로 이 책이 나오도록 도움을 주신 대한나래출판사에 가장 큰 감사를 드리고, 저와 함께 임상에 매진하고 계시는 동산의료원 교수님들, 스탭들에게도 감사를 전합니다. 못난 아들 키우시느라 고생하신 부모님과 저의 멘토이신 권대근 교수님, 같은 연구실을 쓰면서 항상 나의 motivation을 유지하게 해주는 정운혁 교수님, 마지막으로 내 인생의 동반자인 민지에게 고마움을 전합니다.

Ps. 일본어는 한자어가 많아서 조금 번역이 불편할 수 있습니다. 한글로 풀기보단 있는 그대로 옮기고, 영어단어들도 있는 그대로 두는 것이 받아들이기가 쉬울 것이라 생각했습니다. 다음 책에선 조금 더 편하게 읽으실 수 있도록 노력하겠습니다.

동산의료원 연구동에서

신 영 민

부록

CHAPTER

I

악관절장애 치료의 변천사
—교합요법에서 재활운동치료로

CHAPTER I_1

교합요법으로는 치료할 수 없었던 악관절장애

Kino Koji 木野孔司

1 악관절장애 치료의 주체가 교합요법이었던 시대

악관절장애의 치료에 있어서 운동요법은 예전부터 시행되어 왔다. 하지만 역사로 보면 운동요법은 어디까지나 보조요법이고, 주된 치료요법으로는 교합을 맞추기 위한 교합요법이 장기간 시행되어 왔다. 그 시대에는 교합요법에 의해 악관절장애가 좋아진 환자가 있으나 아무리 교합을 맞추더라도 악관절장애가 개선되지 않는 환자도 있어서 치료결과를 예측하기 어려웠기에 '악관절장애를 어떻게 치료해야 할지 잘 모르겠다'고 하는 치과의사가 많았다.

이러한 혼돈의 시기가 지속된 원인은 1934년에 Costen(그림 1)이 주장한 '교합병인론'에 있다고 생각된다.[1] 이비인후과의사였던 그는 부정교합이 후에 Costen증후군이라고 불리게 된 악관절장애를 포함한 몇 가지 두경부 증상의 원인이라고 하여, 의치의 제작·수리 등의 교합요법을 치과의사에게 지시하였다.

이것을 계기로 하여 이후의 악관절장애 치료는 치과의사의 전담업무가 되어갔다. 그리고 어떠한 부정교합이 악관절장애를 일으키는가에 대한 연구를 다수의 치과의사가 수행하였다. 그리하여 전신의 여러 가지 관절질환 중에서 악관절장애에 대해서만은 다른 관절질환과는 전혀 다른 치료대응이 선택되었다.

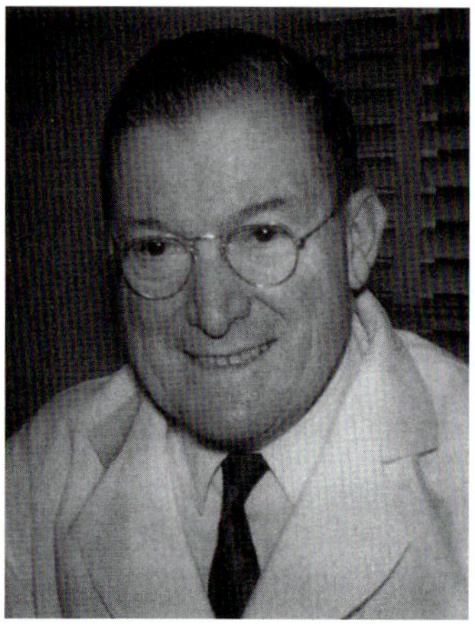

그림 1. James B. Costen.
이비인후과의사였던 그는 부정교합이 악관절장애를 포함하는 몇 가지 두경부 증상의 원인이라고 주장하였다. (Ludwig AM. A prospective jaws revisited: Costen's syndrome. *Ann Otol Rhinol Laryngol.* 1997; 106(10): 820-822에서 승낙을 얻어 게재)

2 악관절장애 환자에 대해 교합조정은 유효한가?—일본악관절학회의 문헌조사

하지만 악관절장애에 대한 교합요법의 효과가 불확실했던 자연치의 교합조정은 불가역적 치료이기 때문에 악관절장애 치료로서 시행하면 안 된다는 의견이 전 세계적으로 대두되었다. 그리하여 일본악관절학회에서는 2011년에 '악관절장애에 대한 초기치료 가이드라인 작성위원회'를 설치하여 교합조정의 유효성에 대한 문헌조사를 시행하였다(이 책의 집필진도 위원으로 참가하였다). 그 결과, 교합조정이 악관절장애의 초기치료에 유효하다는 과학적 근거를 제시하는 논문은 한 편도 찾을 수 없었다.

이 위원회에 의한 문헌조사 및 철저한 평가를 통해 2012년 '악관절장애 환자를 위한 초기치료 진료가이드라인3 악관절장애 환자에 대해 교합조정은 유효한가 – 일반치과의사편'[2]이 일본악관절학회 홈페이지에 공표되었다. 아래에 이 가이드라인의 개요를 서술하여 교합조정이 악관절장애 치료에 효과가 없다는 것을 해설하겠다.

(1) 가이드라인 작성의 배경

일본악관절학회에서는 2010년에 근성(근육성) 악관절장애에 대한 splint치료의 가이드라인을, 2011년에 개구장애를 주소로 하는 악관절장애에 대한 자기개구훈련의 가이드라인을 작성하였다. 하지만 악관절장애전문의 사이에서는 여전히 교합조정 시행으로 인한 의료사고가 빈번히 발생하고 있다는 이야기가 있어, 일본의 보험치료에서 인정되고 있는 치료법 한정이긴 하지만 교합조정에 대한 진료가이드라인을 작성하기로 하였다.

(2) 작성 방법

문헌을 조사해보니 치료결과 항목의 유효성을 평가하는 방법이 제각각이라 논문 간의 결과를 통합하는 것이 불가능하였다. 그리하여 각 논문의 결과에 근거의 질을 평가하여 치료법의 추천 정도에 따라 추천문을 작성하였다. ① 전체적인 근거의 질을 '높음: A', '중간: B', '낮음: C', '아주 낮음: D'의 4단계, ② 추천의 정도를 '강: 1', '약: 2', ③ 추천의 방향을 '추천한다', '추천하지 않는다'로 하였다.

(3) Clinical question

'악관절장애 환자에 있어서, 교합조정은 유효한가?'로 하였다.

Clinical question	• 악관절장애 환자에 있어 교합조정은 유효한가?
추천 정도	• Grade 1D : 강한 추천 • '아주 낮은' 질의 근거
추천문	• 악관절장애 환자에 있어서 증상 개선을 목적으로 하는 교합조정은 시행하지 않는 것을 추천한다.

그림 2. 악관절장애 환자의 초기치료에 대한 교합조정의 유효성(일본악관절학회 초기치료가이드라인작성위원회 2012에서).[2]

(4) 논문의 선택과 비판적 검토

연구의 평가에 연관된 결과 항목을 동통 혹은 개구장애로 하여, 선택한 논문의 연구설계를 무작위로 비교시험하였다. 검색식을 작성하여 MEDLINE과 의학중앙잡지를 대상으로 2011년 12월 4일에 검색하였다. 그 결과 33편의 논문이 선택되었는데 splint 사용을 포함하는 다수례가 탈락하고 두통이 대상이거나 무작위화가 불충분하거나 총설이라는 이유 등으로 31편의 논문이 제외되어 2편의 논문만이 남았다. 이 두 논문에 대해 연구결과에 영향을 주는 선입관이나 편견 등의 객관성을 훼손하는 문제의 존재나 정도를 검토해보니 둘 다 편견의 정도가 심한 상황이었다. 또한 연구 자체의 증례 수나 일관성이라는 연구의 질을 평가해보니 근거의 질이 아주 낮다고 결론내릴 수밖에 없었다.

(5) 추천문

의료소비자를 포함한 패널회의에서 최종적으로 검토하여 그림 2에 제시하는 추천문이 작성되었다. 이것은 ① 전체적인 근거의 질이 '아주 낮음: D'이며, ② 추천 정도를 '강: 1'로 결정하고, ③ 추천 방향을 '추천하지 않는다'로 하였다는 의미이다.

3 교합조정을 악관절장애의 초기치료에 시행해서는 안 되는 이유

문헌조사에 의해 교합조정을 악관절장애의 초기치료에 시행하면 안 된다는 결과가 나온 이유에 대해 생각해 보고 싶다.

필자가 악관절장애 치료를 시작한 1970년대 후반은 아직 부정교합이 악관절장애의 원인으로 여겨져, 보철 전문가가 편찬한 교과서에 있는 방법을 따라 악관절장애 환자에게 교합조정을 시행하고 있었다. 그 목적은 안정된 교합관계를 만들어서 악관절이나 저작근에 가해지는 과잉부담을 경감하는 것이었다. 하지만 교합조정에 의해 환자의 통증이 없어졌다든가 개구량이 늘었다는 기억은 거의 없다. 그런 결과가 나온 것은 왜일까?

교합조정은 많은 선학에 의해 여러 가지 방법이 고안되어 왔지만 그 대상은 악관절의 통증이나 개구장애를 가진 환자가 아니라 건전한 악관절과 근조직을 가진 환자이다. 악관절장애 환자는 통증이나 개구장애에 의해 원래 하악위가 불안정한 데다가, 근피로나 관절통 등에 의해서 하악위가 변하기 쉽다. 이런 상태에서 교합조정을 시행하더라도 개선된 교합관계를 유지하는 것은 어렵다. 그러므로 교합조정이 악관절장애 환자의 치료에 효과를 얻기 힘들다는 고찰이 가능하다.

이러한 이유로 조사한 문헌의 연구의 질이 낮다는 결과로 나타나 그것이 추천문에 반영된 것이다.

참고문헌

1) Costen JB. A syndrome of ear and symptoms dependent upon disturbed function of the temporomandibular joint. *Ann Otol Rhinol Laryngol.* 1934; **43**: 1-15.

2) 一般社団法人日本顎関節学会初期治療ガイドライン作成委員会編. 顎関節症患者のための初期治療診療ガイドライン3　顎関節症患者に対して咬合調整は有効か　一般歯科医師編. 2012；http://www.kokuhoken.or.jp/exterior/jstmj/file/guideline_TMJ_patient_3.pdf

COLUMN 1

동경의과치과대학 제1구강외과에 있어서의 운동요법의 변천사

Kino Koji **木野孔司**

필자는 1976년에 동경의과치과대학 치학부를 졸업하고 구강외과 제1강좌(이하 제1구강외과)에 소속되어 대학원에서 '악관절에 대한 관절경에 의한 관절경 소견과 실제의 조직구조와의 관련성을 명확히 한다'는 연구 테마를 받았다. 그 당시부터 제1구강외과에서 수진 받는 악관절장애 환자는 발치 증례 다음으로 많았고, 연구 테마와도 관계가 있었기에 악관절장애 환자의 진료에도 참가하게 되었다.

여기서는 그때부터 지금까지 시행되어온 악관절장애 환자에 대한 운동요법, 특히 개구훈련에 대해 돌아보려고 한다. 이런 시행착오가 있었기에 지금의 재활운동치료가 만들어졌다고 생각한다.

(1) 1970년대 중반에 행해졌던 접번운동만 하는 개구훈련

당시 제1구강외과를 이끌고 있던 上野正 교수의 지도로 악관절장애 환자에 대해서는 통증이 있는 저작근을 강하게 견인하지 않도록 하악두의 전방활주운동을 제한하여 접번운동만을 행하는 개구훈련이 시행되었다.

上野 교수는 1969년에 Laskin이 제창한 심리생리설에 분류되는 악관절장애의 병인론인 근근막동통기능장애증후군[myofascial pain-dysfunction(MPD) syndrome]과 같은 생각[1]에 찬성했고, 일본에서 '악관절장애'라는 병명을 만든[2] 사람이다.

(2) 1970년대 후반에 시행된 강력한 관절가동화훈련

上野 교수가 퇴직하고 大西正俊 조교수가 그 뒤를 이어 악관절의 연구 그룹을 이끌며 다른 대학이나 병원에서는 시행되지 않던 독자적인 개구훈련을 실시하였다. 그것은 大西 선생이 임상경험에서 만들어낸 독자적인 훈련법으로써, 구체적으로는 현재 비정복성 관절원판 전방전위 증례에 대해서 행하는 manipulation technique에 가까운 형태로 술자가 환자의 하악을 잡고 강제적으로 강하게 하악두를 전방활주시키는 방법이었다.

이 훈련을 담당의사가 실시하면 개구영역이 확대되고, 환자 스스로 하는 개구훈련 시의 통증이 완화되고 기능장애가 빨리 개선되어서 이 강력한 관절가동화훈련이 자주 이용되었다.

(3) 1980~1990년대에 시행된 악관절내장의 개념 도입에 의한 완만한 개구훈련

1980~1990년대에는 증례에 따라 전혀 다른 두 가지의 훈련이 시행되었다.

1979년에 Farrar가 관절원판의 전방전위에 의한 internal deranegement of TMJ(악관절내장증)이라는 개념을 발표하여[3] 새로운 악관절장애의 병태에 대한 개념이 세계에 알려졌다. 그 결과 전위된 관절원판을 되돌리기 위한 여러 가지 수술이 제안되었다.

그 영향을 받아 내원환자에게서 많이 보이던 비정복성 관절원판 전방전위 증례에 대해서 지금까지 실시했던 강력한 관절가동화훈련이 관절원판 전위를 더욱 진행시킬 위험성이 있다고 생각하였고, 또한 관절원판 전위 증례가 아니더라도 새로운 관절원판 전위의 발생을 예방하기 위해서라도 시행하지 않게 되었다. 그리하여 1970년대 중반에 시행했던 하악두 전방활주를 제한하는 원만한 개구훈련으로 되돌아가게 되었다.

(4) 1980~1990년대에 시행된 악관절원판 정위수술 후 강력한 개구운동

1980년대 중반부터 1990년대 중반까지 동통이 개선되지 않으면서 개구장애가 강한 비정복성 관절원판 전방전위 증례에 대해서는 전위된 관절원판을 원래 위치에 되돌리기 위해서 각종 관절원판 정복수술을 시행하였다. 또한 견고한 개구장애의 원인으로 관절강 내에 섬유성 유착이 발견된 증례에 있어서는 관절경시하박리수동술을 시행하였다.[4]

이러한 수술 증례에 있어서는 수술 후 2~3일째부터 보존요법 등의 훈련과는 다른 강력한 강제개구훈련을 시행하였다. 이것은 수술에 의해 본래의 하악두 위로 관절원판이 정복되어 있다고 가정하고, 수술 후의 유착이나 수술 후 흉터에 의한 관절가동범위의 감소를 방지하는 목적으로 시행한 것이다. 이 수술 후 훈련을 확실히 시행한 후 수술환자의 대부분이 크게 개구가 가능해지고 동통이 없어졌으며 악관절기능을 회복하였다.

(5) 1990년대 후반 이후의 관절원판 전위를 진행하는 강력한 관절가동화훈련

1990년대 후반이 되면서 수술하더라도 관절원판의 재전위는 방지할 수 없음이 명백해졌고(Ⅲ장 4 참조), 또한 그러한 수술 증례의 대부분은 관절원판이 재전위하더라도 통증은 없고 개구영역도 크게 유지되는 것이 판명되었기 때문에 수술에 의한 관절원판의 정복은 효과가 없다고 생각하게 되었다. 그러므로 전위되고 나서 일정기간이 경과한 관절원판에 대해 무리한 정복을 중단하고 정복 가능 시기가 지난, 특히 비정복성 관절원판 전방전위 증례에 대해서는 역으로 관절원판의 전위를 더욱 진행시켜 하악두의 활주운동거리를 증대시키기 위해 강력한 관절가동화훈련을 실시하였다. 이외의 악관절장애의 병태에 대해서도 1970년대 후반에 유효성이 제시된 강제적인 개구훈련을 이행하여 현재에 이르렀다.

참고문헌

1) Laskin DM. Etiology of the pain-dysfunction syndrome. *J Am Dent Assoc.* 1969; **79**(1): 147-153.

2) 上野　正, 岡　達. 顎関節症の研究. 口科誌. 1956; **5**: 284.

3) Farrar WB, McCarty WL. Inferior joint space arthrography and characteristics of condylar paths in internal derangements of the TMJ. *J Prosthet Dent.* 1979; **41**: 548-555.

4) Kino K, Shibuya T, Yoshitake H, Amagasa T, Yonezu H, Sugisaki M. Instrument for lateral release in temporomandibular joint hypomobility. *Oral Surg Oral Med Oral Pathol Oral Radiol Endod.* 2000; **89**(4): 398-401.

CHAPTER II

왜 재활운동치료는 악관절장애 치료에 유효한가?

CHAPTER II-1

재활운동치료의 유효성의 근거

Haketa Tadasu 羽毛田 匡

비정복성 관절원판 전방전위의 치료에 있어서 click에서 closed lock으로 이행되고 2주간 이내인 급성 증례에서는 도수적 관절원판 정복술을 실시하는 경우가 있지만, 그 이상 시간이 경과되어 있는 경우 관절원판을 정복시키는 것은 무척이나 어렵다. 이러한 만성적인 closed lock의 경우 전위된 관절원판의 정복을 목적으로 하지 않고 환자 자신이 통증을 자각하면서도 말하자면 '억지로 개구훈련'을 시행하는 것이 동통이나 개구량의 개선에 유효하다는 임상적 실감을 가지고 있었다. 또한 closed lock의 기왕력이 있는 환자의 MRI상에 관절원판은 전방전위된 채로 있지만 개구량이 회복된 증례가 많이 관찰되었다.

이러한 경험에서 저자들은 급성기를 지난 비정복성 관절원판 전방전위 증례에서 개구장애나 개구 시 통증이 있는 경우 지금까지와의 개구훈련과는 다른 좀 더 적극적인 재활치료로서 관절가동화훈련을 지도하여 양호한 치료결과를 얻어왔다. 관절가동화훈련의 악관절장애에 대한 유효성을 검토하기 위해 무작위 비교 시험을 실시하였고 그 개요를 소개한다.[1]

1 관절가동화 훈련치료와 Splint 치료의 무작위 비교 시험

무작위 비교 시험은 치료법의 효과를 판정하기 위해 가장 신뢰할 수 있는 시험방법(gold standard)이다. 대상 환자를 무작위로 새 치료법과 이전의 치료법의 그룹으로 나누어 추적을 시행하고 최종적으로 유효성에 관해 통계해석을 실시한다. 양 그룹 간에는 치료법 이외의 요인에 차이가 없으므로, 치료법이라는 요인의 효과만을 확인할 수가 있다. 본 연구에서는 비정복성 관절원판 전방전위 환자를 대상으로 관절가동화훈련치료와 splint치료의 효과를 비교·검토하였다.

(1) 피험자

대상은 52명의 악관절장애·비정복성 관절원판 전방전위 환자이고, 선택기준은 ① 18세 이상의 남녀, ② 환측 악관절에 개구 시 통증이 있으며, ③ 발생 2주 이상, ④ 최대 개구량이 40mm 미만, ⑤ MRI에 의한 확정진단을 얻은 것이다. 제외기준은 ① 관절가동화훈련 및 splint치료를 거부, ②

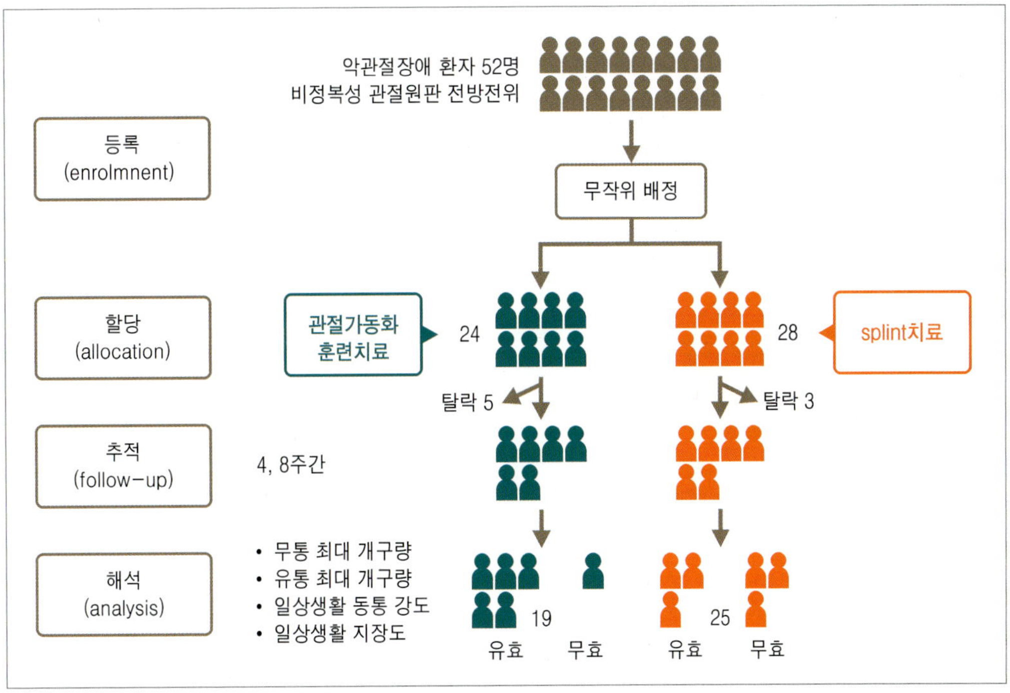

그림 1. 비정복성 관절원판 전방전위 환자를 대상으로 한 관절가동화훈련치료와 splint치료에 있어서 무작위 비교 시험의 flow chart.

전신적인 골 또는 관절질환의 보유, ③ 진통제·항불안제·항우울제·항정신약물의 정기적 복용, ④ 브릿지 수복을 제외한 치아의 결손이다. 또한 연구계획은 윤리심사를 통과하였다.

(2) 무작위 배정

피험자는 무작위 배정에 의해 관절가동화훈련치료군(이하 훈련군), splint치료군(이하 splint군)으로 배정하였다(그림 1). 훈련군은 24명, splint군은 28명이다.

(3) 치료순서

A: 훈련군

① 준비운동으로 경도의 개폐구운동을 10회 반복한다.

② 주로 쓰는 팔의 제2, 3, 4번째 손가락 끝을 하악 전치 절연에 놓는다. 손가락으로 하악을 개구방향으로 견인한다(그림 2). 이때 환측의 악관절에 동통을 느끼는 개구위까지 벌린다. 이 상태를 30초간 유지한다.

③ ①, ②를 4회 반복하는 것을 1세트로 한다. 이것을 매 식후와 목욕 중, 혹은 목욕 후 총 하루에 4세트 실시하도록 지시하였다.

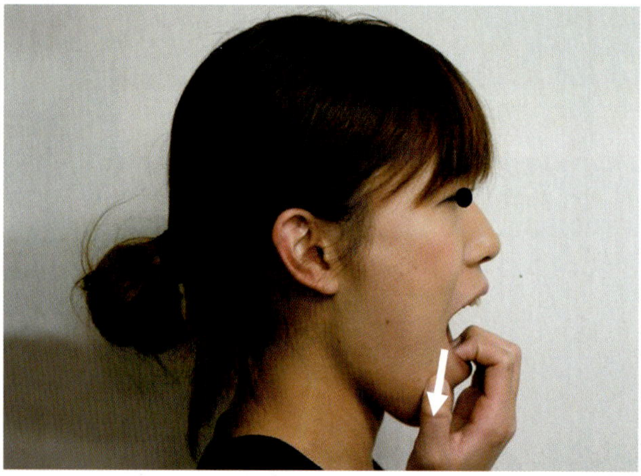

그림 2. 훈련군에 도수에 의한 개구훈련을 1일 4회 실시하도록 지시한다. 하악두를 회전시키면서 전방으로 활주시킨다는 의식을 가지고 개구시킨다.

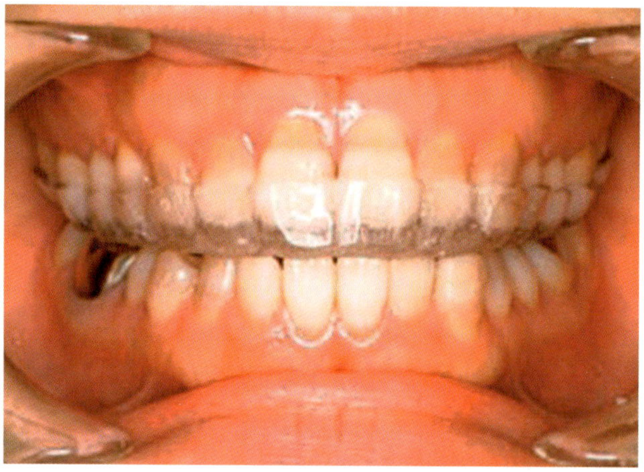

그림 3. Splint군에서는 상악 전체 치열 접촉형 splint를 야간수면 시에 장착시켰다.

B: Splint군

상악 전체 치열 피복형 splint, 흔히 말하는 stabilization splint를 장착하였다. 1.5mm 두께의 acryl plate를 사용하여 가열연화 후 진공흡인장치로 상악 치열 석고모형에 압착시키고 트리밍 후, 교합면에 즉시중합레진을 축성하여 구강 내에서 하악 치열의 교두를 인기하고, 경화 후 돌출부위를 삭제하여 평면이 되도록 조정하였다. Splint는 야간수면 시에 장착하도록 지시하였다(그림 3).

(4) 측정 항목

① 무통 최대 개구량: 환측 악관절부에 개구 시 통증이 생기기 직전까지의 자력 개구량(mm)

② 유통 최대 개구량: 환측 악관절부에 개구 시 통증을 자각하면서 가능한 자력 최대 개구량(mm)

③ 일상생활 동통 강도: 일상생활에서 느끼는 악관절장애에 의한 최대의 통증 강도를 100mm의 횡선(visual analogue scale; VAS)상에 인기한다. 왼쪽이 '통증이 없음', 오른쪽이 '참기 어려운 통증'으로 되어 있다.

④ 일상생활 지장도: 턱의 통증에 의해 10번째 항목의 일상생활 활동에 어느 정도 지장이 있는가를 다섯 단계로 답하도록 하여 그 합계를 측정치로 하였다.

측정은 치료 개시 후, 4주 후, 8주 후에 시행하였고, 8주간 경과시점에서 무작위 비교 시험을 종료하였다(그림 1).

(5) 결과

52명의 피험자 중 8명이 4주 후의 치료에 내원하지 않고 탈락되었기에, 최종적으로는 훈련군 19명, splint군 25명에 대해 비교검토를 시행하였다(그림 1).

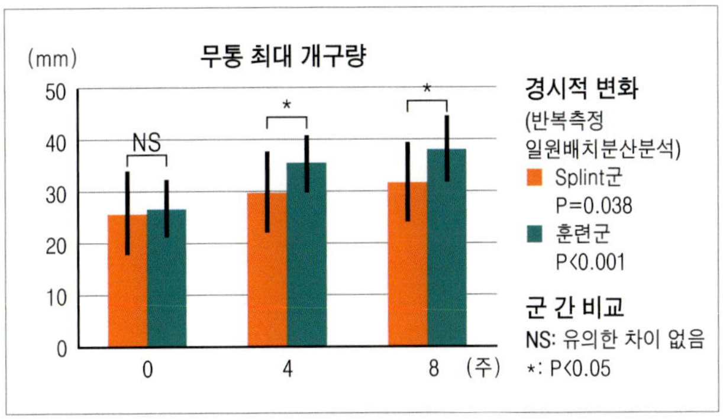

그림 4. 무통 최대 개구량의 경시적 변화. Splint군, 훈련군 모두 유의한 개선이 보였으나, 개구량은 4, 8주 후에는 훈련군에서 유의하게 컸다.

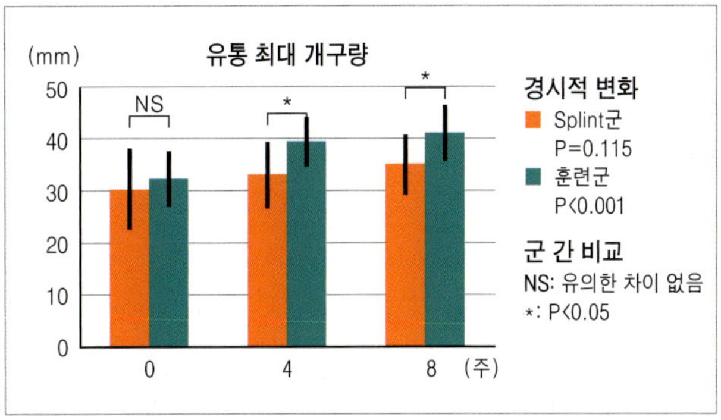

그림 5. 유통 최대 개구량의 경시적 변화. Splint군에서는 경시적 변화는 유의하지 않으며, 훈련군에서는 유의한 개선이 관찰되었다. 또한 두 군의 개구량 비교에서는 4, 8주 후에 훈련군이 유의하게 컸다.

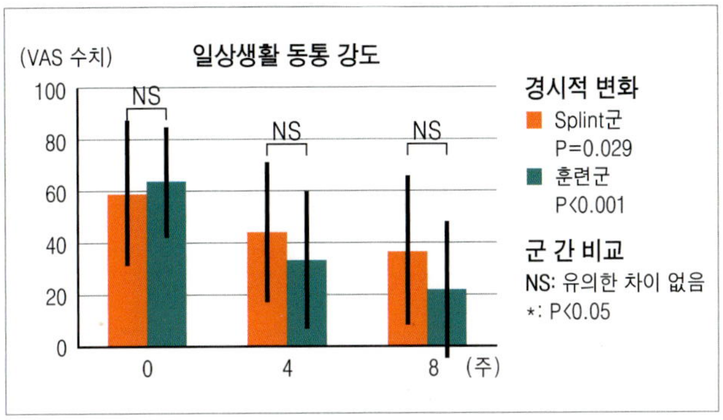

그림 6. 일상생활 동통 강도의 경시적 변화. 두 군 모두 유의한 개선이 나타났으나, 각 치료단계에서 양측의 차이는 없었다.

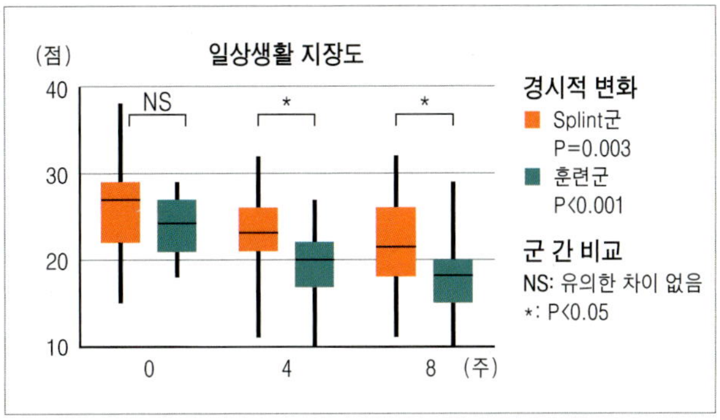

그림 7. 일상생활 지장도의 경시적 변화. 두 군 모두 치료경과에 따라 유의한 개선이 보였지만, 4, 8주 후에는 훈련군이 splint군에 비해 유의하게 작았다.

무통 혹은 유통 최대 개구량은 양측 모두 시간경과에 따라 유의하게 증가하였다. 두 군을 비교하니 초진 시에는 훈련군과 splint군 사이에 유의한 차이가 없었으나, 4주 후, 8주 후에서는 훈련군이 splint군에 비해 유의하게 커져 있음을 알 수 있었다(그림 4, 5).

일상생활 동통 강도(VAS)는 두 군 모두 시간경과에 따라 유의하게 감소하였으나, 두 군 간의 차이는 찾을 수 없었다(그림 6). 턱의 통증에 의한 일상생활 지장도는 두 군 다 시간경과와 함께 감소하였으나, 훈련치료군은 splint치료군에 비해 유의하게 적은 점수를 보였다(그림 7).

비정복성 관절원판 전방전위 환자에 대한 관절가동화훈련치료와 splint치료 간의 무작위 비교시험에 의해, 무통·유통 최대 개구량, 턱의 통증에 의한 일상생활 지장도는 훈련군에서 splint군에 비해 유의하게 개선됨을 시사하였다.

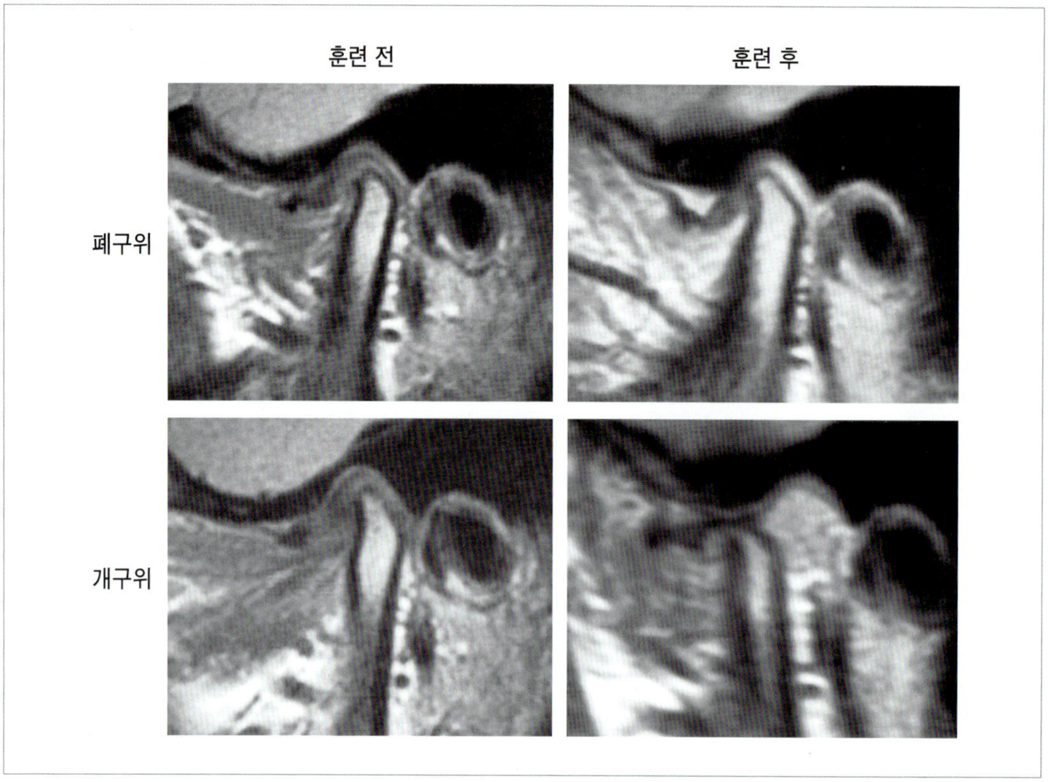

그림 8. 비정복성 관절원판 전방전위 증례(15세 여성)에서의 관절가동화훈련 전후의 관절원판의 위치(좌측 악관절 MRI상).
훈련 전엔 전위된 관절원판이 하악두의 전방활주를 방해하여 개구장애가 생겨있다[개구량 27mm, 개구 시 통증(+)]. 5개월 후에는 관절원판은 정복되어 있지 않은 상태로 전방이동되어 있고 그에 따라 하악두의 전방활주거리가 증가하여 개구량이 45mm까지 증가하여 동통도 소실되었다. 관절가동화훈련은 관절원판의 전방이동을 촉진한다고 생각할 수 있다.

2 비정복성 관절원판 전위에 대한 운동요법의 유효성

악관절장애의 자연경과가 개선을 향해간다는 것은 일반적으로 받아들여지는 개념이다. 비정복성 관절원판 전방전위 환자의 2년 반 후의 자연경과 추적에서 42.5%는 증상이 없어졌고, 32.5%는 개선되었다는 보고가 있다.[2] 하지만 동통이나 개구장애에 의해 일상생활에 지장이 생기기 때문에 치료를 시행하여 증상을 경감시키고, 좀 더 신속하게 생활의 질을 개선하는 것이 좋을 것이다.

비정복성 관절원판 전방전위의 치료법으로서 unlock manipulation 즉, 술자의 손을 이용해 하악을 움직여 관절원판을 정복시키는 수기도 알려져 있는데, 관절원판이 정복된 것은 37%에 불과하더라도 임상 증상은 관절원판의 위치에 관계없이 개선되었다고 보고되고 있다.[3]

Splint치료의 효과에 관해서는 치료를 하지 않은 비교군과 차이가 없다는 보고[4]가 있는 반면, 개구량과 동통의 개선에 유효하다는 보고[5,6]도 있어 그 평가는 결정적이지 않다.

비정복성 관절원판 전방전위에 대한 운동요법에 대해 검토한 무작위 비교 시험에서는 하악의 자력신전훈련으로 대조군과 비교하여 유의하게 최대 개구량과 일상생활 지장도가 개선되었다는 보고[7]나, 세 개의 그룹(대조군, 완화요법, 운동요법과 splint)을 비교했을 때, 그룹 간에 차이는 없었지만 치료의 진행에 따라 모든 군에서 증상의 개선을 보였다는 보고[8]가 있어 운동요법이 유효함을 시사하고 있다.

비정복성 관절원판 전방전위의 운동요법의 기전은 ① 전위된 관절원판이 하악두의 전방이동을 방해하는 것, ② 개구부하에 의해 하악두가 전방으로 이동하여, 그것에 의해 전위원판이 전방으로 밀려나가 관절원판 후부결합조직이 신전되는 것, ③ 관절원판의 전방전위량이 더욱 커지는 것, ④ 하악두의 전방활주량이 증가하는 것, ⑤ 개구량이 증가하는 것이라고 생각된다. 자연경과에 있어서도 일상생활에서의 개구나 저작운동에 의해 전위된 관절원판은 정복되지 않고 서서히 전방으로 이동한다. 그에 따라 개구량이 증가하고 동통이 경감된다. 운동요법은 이 경과를 촉진시켜 좀 더 신속한 삶의 질 회복을 도와주는 것이다(그림 8).

참고문헌

1) HaketaT, Kino K, Sugisaki M, Takaoka M, Ohta T. Randomized clinical trial of treatment for TMJ disc displacement. *J Dent Res.* 2010; **89**: 1259-1263.

2) Kurita K, Westesson PL, Yuasa H, Toyama M, Machida J, Ogi N. Natural course of untreated symptomatic temporomandibular joint disc displacement without reduction. *J Dent Res.* 1998; **77**: 361-365.

3) Segami N, Murakami K, IIzuka T. Arthrographic evaluation of disk position following mandibular manipulation technique for internal derangement with closed lock of the temporomandibular joint. *J Craniomandib Disord.* 1990; **4**: 99-108.

4) Lundh H, Westesson PL, Eriksson L, Brooks SL. Temporomandibular joint disk displacement without reduction. Treatment with flat occlusal splint versus no treatment. *Oral Surg Oral Med Oral Pathol Oral Radiol Endod.* 1992; **73**: 655-658.

5) Stiesch-Scholz M, Kempert J, Wolter S, Tschernitschek H, Rossbach A. Comparative prospective study on splint therapy of anterior disc displacement without reduction. *J Oral Rehabil.* 2005; **32**: 474-479.

6) Kai S, Kai H, Tabata O, Shiratsuchi Y, Ohishi M. Long-term outcomes of nonsurgical treatment in nonreducing anteriorly displaced disk of the temporomandibular joint. *Oral Surg Oral Med Oral Pathol Oral Radiol Endod.* 1998; **85**: 258-267.

7) Yuasa H, Kurita K, Treatment Group on Temporomandibular Disorders. Randomized clinical trial of primary treatment for temporomandibular joint disk displacement without reduction and without osseous changes: a combination of NSAIDs and mouth-opening exercise versus no treatment. *Oral Surg Oral Med Oral Pathol Oral Radiol Endod.* 2001; **91**:671-675.

8) Minakuchi H, Kuboki T, Matsuka Y, Maekawa K, Yatani H, Yamashita A. Randomized controlled evaluation of non-surgical treatments for temporomandibular joint anterior disk displacement without reduction. *J Dent Res.* 2001; **80**: 924-928.

CHAPTER Ⅱ_2

재활운동치료가 악관절의 통증과 움직임을 개선하는 기전

Kino Koji 木野孔司

1 잘 움직이는 관절은 아프지 않다

Column 1에서도 이야기했듯이 아직 악관절내장의 개념이 널리 알려져 있지 않던 1970년대 말부터 필자가 소속되어 있던 동경의과치과대학 제1구강외과에서는 담당의사가 악관절장애 환자의 하악을 잡고 강력한 관절가동화훈련을 행하고 환자 스스로도 자택에서 강력한 개구훈련을 하고 있었다. 이런 담당의사에 의한 강력한 개구 지도는 자택에서의 환자 스스로 하는 훈련을 쉽게 하고, 그 결과 개구량이 넓어지면 통증이 경감한다는 운동효과를 반복해서 경험할 수 있었다.

그러한 임상에서의 경험을 슬관절내장을 전문으로 하는 정형외과의사에게 이야기했더니 슬관절내장에서는 만약 변형이 있더라도 잘 움직이게 하면 통증이 줄어든다는 이야기가 있었다(그림 1). 게다가 '50세를 넘긴 환자의 슬관절에는 다소 골의 변형이 보인다. 하지만 모든 환자가 무릎의 통증을 경험하는 것은 아니다. 통증을 경험하지 않은 환자의 슬관절의 가동범위를 조사해보면, 대부분이 가동범위가 충분히 큰 상태로 유지되고 있다'라는 이야기를 들었다.

또한 물리치료사에게 변형성 슬관절장애으로 운동통을 호소하는 환자에 대해서는 마취주사를 해서라도 관절을 잘 움직이게 하는 것이 그 후의 생활동작 내에서 통증을 줄이는 가장 좋은 방법이라고 들었기에 악관절장애의 환자에 있어서도 관절원판이 변형되어 있더라도 턱이 잘 움직이게

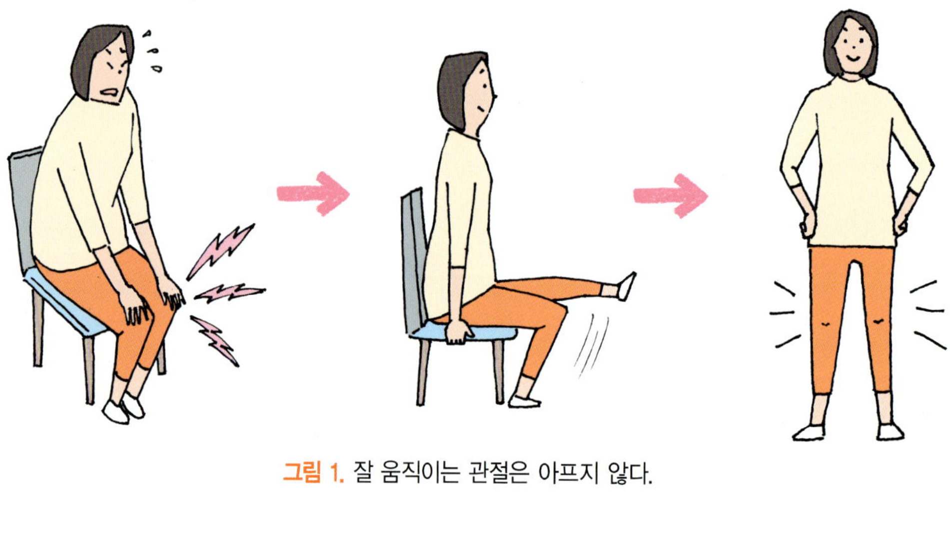

그림 1. 잘 움직이는 관절은 아프지 않다.

되면 통증이 사라진다는 임상결과의 근거를 얻었다고 생각하였다.

악관절장애의 자각증상이 없는 사람 중에서도 일정 비율로 관절원판 전위를 가진 사람이 있음이 보고되어 있다.[1-3] 이런 사람들은 통증이 없기에 관절원판이 전위되더라도 개구장애를 의식하고 있지 않고 문제없이 식사나 대화 등의 생활동작을 하고 있다. 또한 변형성 악관절장애에 대해 생각해 보면 일반 치과치료 환자의 하악두에 변형성 변화를 보는 경우도 적지 않지만, 그러한 환자의 대부분은 자각증상이나 악관절기능의 장애가 없고 통증의 기억도 없다. 즉 변형은 이전에 생긴 것이며 현재의 상황과는 관계가 없다고 생각할 수 있다. 문헌적으로도 골 변형과 통증이 기능장애와 일치하지 않는다고 하는 보고도 있다.[4,5]

증상이 없는 관절은 만약 변형이 있더라도 가동범위가 크다. 이것은 역으로 가동범위가 커서 통증이나 장애가 생기지 않거나, 통증이 발생하더라도 단기간에 소실된다고 생각된다.

2 관절펌프의 중요성

악관절의 통증이나 움직임을 개선하기 위한 키워드로서 '관절펌프'라는 단어를 소개하고 싶다. 관절은 그 관절에 가능한 운동을 최대한으로 시행함으로써 관절에 필요한 산소와 영양을 혈액에서 관절 내부로 보낸다는 개념이다(그림 2, 3). 물리치료 관계자들에게는 이전부터 알려진 개념인 모양이다.

역으로 어떤 외상이나 염증에 의해 관절이 피해를 받으면 가동범위가 작아져 그에 따라 산소나 영양 공급이 악화된다. 그것이 통증의 만성화나 변형을 초래한다고 생각할 수 있다.

악관절의 통증을 줄이기 위해선 관절을 잘 움직여 관절펌프를 시행하여 산소나 영양을 관절 내부에 보내는 것이 중요하다. 펌프의 움직임이 좋지 않으면 어떤 수단으로든 펌프를 움직일 필요가 있다.

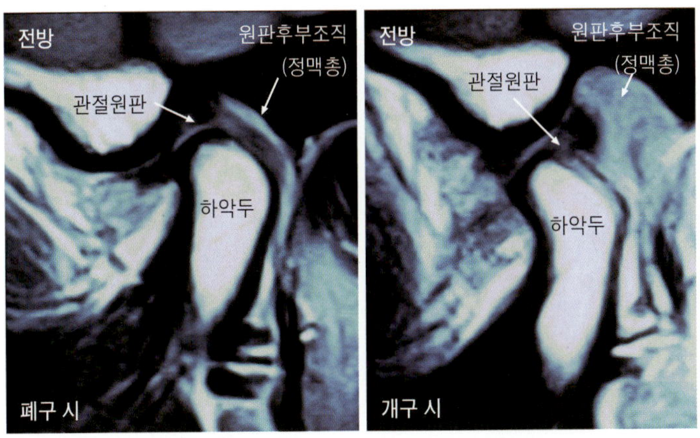

그림 2. 정상악관절에 있어 개폐에 동반하는 관절원판후부조직정맥총의 변화. 폐구 시에는 정맥총이 눌려 있으나, 개구하여 하악두가 전방에 이동하면 정맥총에 혈액이 충만하여 신호강도가 상승해 하얗게 보인다.

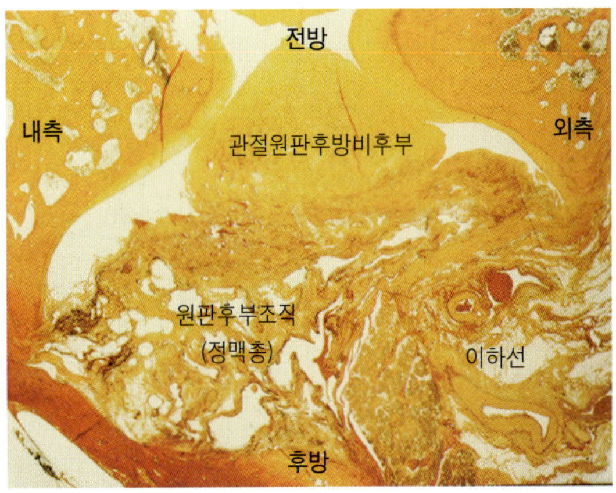

그림 3. 하악두를 전방활주시킨 상태에서 조직을 고정하여 제작한 수평단 절편(Elastica van Gieson염색). 관절원판 후부조직에는 큰 내강을 가진 정맥총이 존재하고 있다. 하악두를 전방으로 이동시키면 정맥총이 넓어진다.

3 통증의 만성화 및 변형 발현의 순서(가설)

이러한 이유에 따라 악관절장애에 있어서 통증의 만성화나 변형의 발현에 관해 아래의 가설을 세우게 되었다.

어떤 관절도 마찬가지지만 관절강 내의 특히 하중부하를 담당하는 부분에는 혈관이 없다. 태아가 모체 내에서 성장하는 시기에는 관절 내에도 혈관이 있어 충분한 혈액공급을 받아 관절 내부조직을 만들어 가는데, 혈관에는 신경과 자유종말이 같이 얽혀있어 부하를 받으면 동통을 느끼게 되므로 관절 내에서 하중을 부담하는 부위의 혈관은 출생 시에는 사라져 있다. 따라서 생후에는 혈액이 관절강 내부에 들어가지 않는 시스템이 만들어져 있다.

관절 내부의 조직은 다른 관절 외의 조직보다도 저산소에 잘 견뎌내지만, 그래도 최소한의 산소와 영양의 공급은 필요하다. 이 필요를 충족시키기 위해 혈액 대신에 일하는 것이 활액이다. 관절강을 둘러싸는 활막세포가 혈액에서 산소와 영양을 받아 히알루론산을 함유한 점질의 액체를 만들어 이 활액을 관절강에 분비한다.

하지만 어떠한 원인에 의해 하악두의 움직임이 제한되면, 바꿔 말해 관절펌프의 움직임이 방해를 받으면 악관절로의 혈액공급량이 감소하고 동시에 생산하는 활액도 감소한다. 더해서 관절강 내에 분비된 활액은 혈관에 의해 능동적으로 배달되는 게 아니라 기계에 기름을 치는 것과 같이 관절의 움직임에 의해 힘이 부하되는 부분으로 이동되기 때문에 가동범위가 제한된 관절에서는 활액의 수동적 이동도 제한된다.

이렇게 되면 부하부분에 있어서는 필요한 산소와 영양을 확보하기 위해 주위조직이 파괴되고 이것이 변형의 시작이 될 것이다. 또한 강한 부하를 줄이려 하는 생체의 반응으로 조직흡수도 생길 수 있다. 이 주위조직 파괴의 결과로 중간대사산물로서 활막 혹은 비부하조직 내에 분포되어 있는 감각신경을 자극하는 물질이 생산되어 통증의 원인이 될 것이다(악관절장애의 경우 신경종말을 과민하게 만드는 정도의 물질이 많을 것으로 생각된다). 이러한 기전에 의해 악관절장애에서 기능 시 통증의 발현, 동통의 과민화 현상이 나타나는 것으로 생각한다.

참고문헌

1) Kircos LT, Ortendahl DA, Mark AS, Arakawa M. Magnetic resonance imaging of the TMJ disc in asymptomatic volunteers. *J Oral Maxillofac Surg.* 1987; **45**: 852-854.

2) Westesson PL, Eriksson L, Kurita K. Reliability of a negative clinical temporomandibular joint examination: prevalence of disk displacement in asymptomatic temporomandibular joints. *Oral Surg Oral Med Oral Pathol.* 1989; **68**: 551-554.

3) Larheim TA, Westesson PL, Sano T. Temporomandibular joint diskdisplacement: Comparison in asyptomatic volunteers and patients. *Radiology.* 2001; **218** (2) : 428-432.

4) Pereira FJ, Lundh H, Westesson PL, Carlsson LE. Clinical findings related to morphologic changes in TMJ autopsy specimens. *Oral Surg Oral Med Oral Pathol.* 1994; **78**: 288-295.

5) De Leeuw R, Boering G, Van der Kuijl B, Stegenga B. Hard and soft tissue imaging of the temporomandibular joint 30 years after diagnosis of osteoarthrosis and internal derangement. *J Oral Maxillofac Surg.* 1996; **54**: 1270-1280.

CHAPTER Ⅱ_3

근육에 대한 재활운동치료의 유효성

Nishiyama Akira 西山 暁

1 저작근통은 왜 생기는가?

근통이라는 것은 넓은 의미에선 급한 운동에 의한 근육의 당김이나, 격한 운동 후에 생기는 근육통과 같은 감각도 포함되지만, 일반적으로는 익숙하지 않은 운동을 시행한 뒤 수시간이나 수일 후에 생기는 통증을 이야기한다. 이것은 '지연성 근육통(delayed onset muscle soreness; DOMS)'이라고 하며 저작근통도 이에 해당한다.

지연성 근육통을 야기하는 것은 근육이 수축방향과 역방향으로 신전되면서 발휘하는 운동(신장성 수축: eccentric contraction)이라고 알려져 있다. 폐구근에 있어서 이러한 부하가 생기는 것은 개구한 상태를 유지하면서 폐구근을 활동시키는 것과 같은 상황인데 이러한 상황이 일상생활에서 생기는 빈도는 적다(그림 1). 따라서 개구근에 있어서 근통이 발생하면 다른 상황에서의 근부하를 생각해야 한다.

폐구근의 움직임의 주체는 저작운동과 대화운동이다. 이러한 운동에 공통된 것은 폐구근은 수축과 신전을 반복한다는 것이다. 그러므로 이런 근육의 활동에 있어서 피로하거나 통증이 생기는

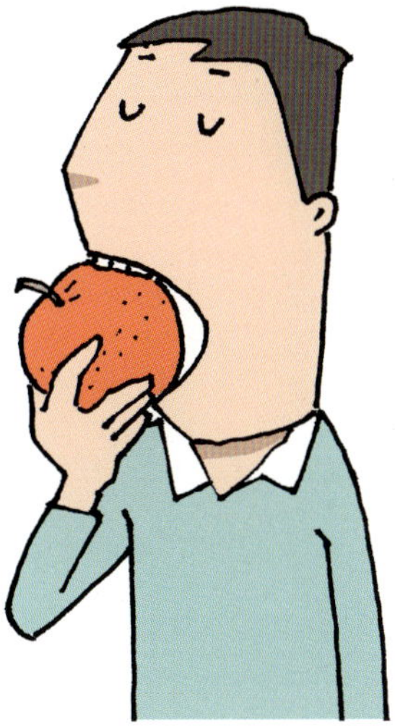

그림 1. 신장성 수축이란 근이 신전된 상태로 수축하는 것이다. 예를 들면 큰 물건을 입에 넣은 채로 폐구하는 경우이다.

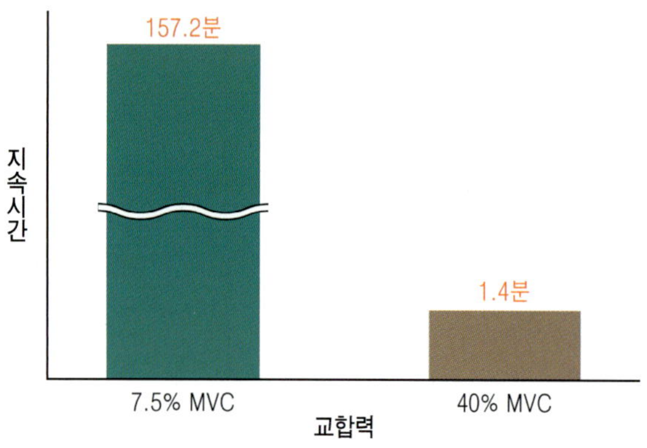

그림 2. 교합력의 크기에 따른 clenching 지속시간의 한계(Farella 2010에서).[1]
MVC: maximum voluntary clenching(최대 교합력)

경우는 없다. 한편 지속적으로 근육이 수축하는 상황은 생리적인 기능으로서가 아니다. 지속적인 폐구근수축에 관한 연구에 따르면 최대 교합력의 40%의 근활동량으로 계속 씹은 경우의 한계는 1.4분이었던 것에 비해 7.5%의 근활동량으로 계속 씹은 경우의 한계는 약 2.5시간이었다고 한다(그림 2). 또한 전자에서는 교근의 압통이 다음날에는 사라진 것에 비해 후자의 경우 다음날까지 압통이 잔존했다.[1] 즉, 저작근에 있어서는 근의 수축이 장시간 지속되면 근통이 생길 가능성을 고려할 수 있다.

지속적인 근수축에 동반하는 근조직 내의 혈류저하에 의해 근육의 허혈상태가 생기면, 근섬유나 주위의 결합조직이 손상된다. 이때 손상수복에 관련되어 생산되는 신경성장인자가 근통을 생기게 할 가능성이 있음을 시사하고 있다. 또한 국소 허혈유지에 의해 동정맥 단락(AV shunt)이 생겨, 이것이 발통물질을 생산하고 주위의 침해수용성 신경섬유를 자극하여 통증이 야기될 가능성이 있다고도 한다.[2] 또한 통각을 전달하는 신경종말은 근섬유에는 분포되지 않고, 이것을 묶고 있는 근막에 분포되어 있기 때문에 근통으로 불리는 통증의 본체는 근막통이 아닌가 하고 생각한다.

2 저작근통에 대한 적극적인 신전훈련의 필요성

(1) 왜 신전훈련(stretching)이 필요한가

몸 상태가 좋지 않아 며칠간 누워있게 된 경우 오랜만에 일어나서 몸을 움직이려 하면 생각보다 몸이 잘 움직이지 않는다는 경험을 한 적은 없는가. 동물실험이긴 하지만 건강한 쥐의 슬관절을 2주간 고정해두면 슬관절의 가동범위가 감소된다고 한다. 그리고 고정에 의해 대퇴부의 피부에 자극을 가했을 때의 도피행동역치가 저하한다. 즉 통증을 좀 더 느끼기 쉽게 된다.[3] 또한 이러한 슬관절 고정 모델에서 정기적으로 강제적인 관절의 신전운동을 시행하면 관절가동범위의 감소가 제어됨과 동시에 통증자극에 대한 감수성도 저하된다고 알려져 있다.

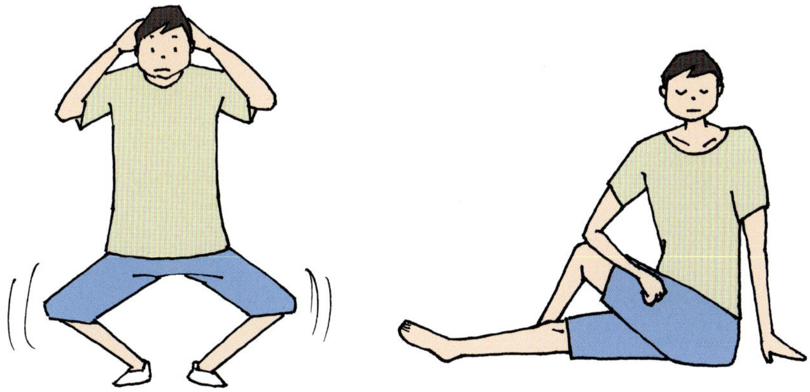

동적 스트레칭　　　　정적 스트레칭

그림 3. 동적 스트레칭과 정적 스트레칭.

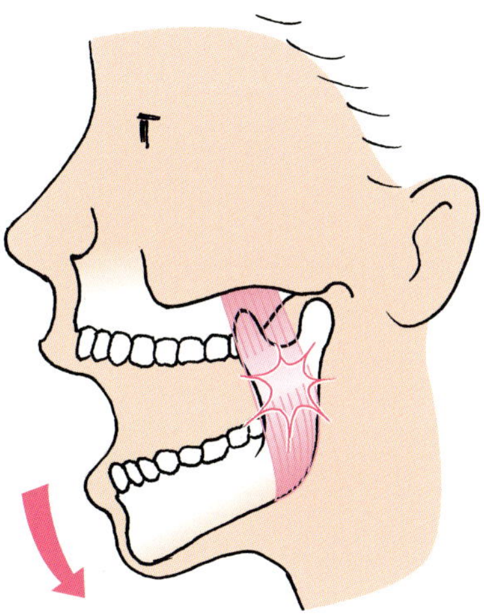

그림 4. 저작근의 정적 스트레칭 시에는 '평소와 같은 통증'이 생기는 부위까지 개구시킨다.

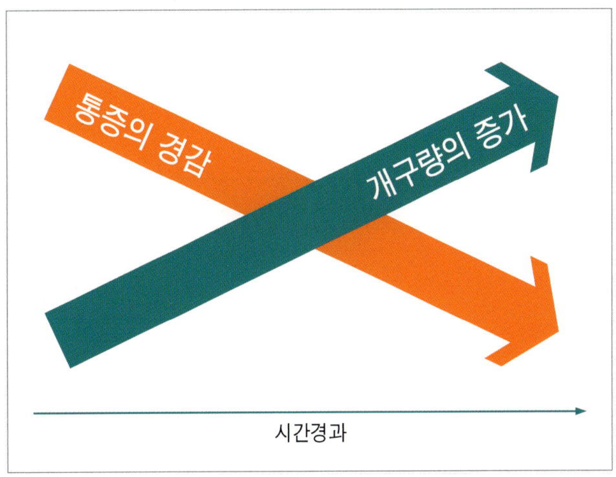

그림 5. '평소와 같은 통증'을 느끼는 타이밍을 늦춤으로써 개구량의 증가를 얻을 수 있다.

근육 스트레칭에는 '동적 스트레칭(dynamic stretching)'과 '정적 스트레칭(statistic stretching)'이 있다(그림 3). 동적 스트레칭은 운동을 하기 전에 관절 등을 움직이는 것으로 흔히 말하는 준비운동이 목적이다. 이에 달리 정적 스트레칭은 자세를 유지한 상태로 하는 것으로 관절을 가동범위 끝까지 움직여 근에 축적된 노폐물 제거를 촉진하는 것이 목적이며, 흔히 말하는 정리운동이다. 저작근통처럼 이미 증상이 생긴 근육에 대해서는 이 정적 스트레칭이 효과적이다. 저작근통이 있다고 해서 대개구(大開口)를 제한해버리면 근육의 신전이 방해된 상태가 지속되어 교근 내의 근방추도 신전되지 않으므로, 약간의 개구에 대해서도 근방추가 반응하여, 개구근 반사가 생기고 주위 근육의 신전을 더욱 방해하게 된다. 따라서 이런 경우에는 적극적인 근육 스트레칭을 시행하여 근방추도 적극적으로 신전시켜 좋은 의미로서의 감도를 저하시킬 필요가 있다.

(2) 폐구근 스트레칭의 방법

앞에 서술했듯이 폐구근의 스트레칭은 정적 스트레칭이다. 정적 스트레칭은 근육이 신전된 상태를 유지할 필요가 있으므로, 환자의 턱 힘만으로는 곤란하다. 따라서 환자의 손가락을 이용해 도수적으로 시행하는 것을 권유한다. 어느 정도까지 개구시키는가에 대해서는 명확한 지침이 있는 것은 아니다. 해외문헌을 보면 'comfortable range'라고 적혀있어, 통증을 동반하지 않는 범위라는 표현이 있는 모양이나 이 경우 통증이 생기기 직전까지의 개구량이나 아주 약간의 개구량도 통증을 동반하지 않는 범위가 되어 버린다.

따라서 저자들은 **'평소와 같은 통증(familiar pain)'**을 느끼는 정도까지 개구하는 것을 추천하고 있다(그림 4). '평소와 같은 통증'을 느끼는 부위를 개구량의 목표로 잡음으로써 어느 정도 개구시키는가에 대한 '기준'이 명확해지고, 통증을 느끼는 정도까지의 개구량도 점점 증가해감을 환자 스스로가 실감할 수 있게 된다(그림 5).

참고문헌

1) Farella M, Soneda K, Vilmann A, Thomsen CE, Bakke M. Jaw muscle soreness after tooth-clenching depends on force level. *J Dent Res.* 2010; **89** (7) : 717-721.

2) 原　節宏. 顎関節症における筋痛と筋膜痛のとらえ方・接し方. 日顎誌. 2016；**28**：115-125.

3) 肥田朋子, 榊原拓哉, 沖向雄也, 堀田昌志, 野村達也, 中田智章, 井筒孝憲, 平賀慎一郎, 松原崇紀, 田崎洋光. 関節不動化による関節可動域制限と疼痛発生に対するストレッチングの効果. 名古屋学院大学論集　医学・健康科学・スポーツ科学篇. 2013；**1**：1-9.

악관절장애에 대한 각종 물리치료의 효과

Sato Fumiaki 佐藤文明

악관절장애에 대한 보존요법 중 물리치료는 아주 중요하다. 미국치과연구학회(American Association for Dental Research; AADR)가 2010년에 낸 악관절장애 치료에 관한 기본 성명에서 자연 경과가 좋은 악관절장애의 치료에서는 제1선택으로서 가역적인 보존요법이 추천되고 있다(표 1).[1]

지금까지 여러 물리치료가 고안되어 있지만, 주로 물리요법과 운동요법으로 구분한다(그림 1). 그 목적은 온열·한랭 등의 열자극, 전기자극, 마사지 등의 힘에 의한 자극, 레이저 등을 이용한 광자극 등의 물리자극과 운동자극을 가하여 악관절이나 주위저작근의 동통을 완화하고 운동기능장애를 개선하는 것이다.[2] 이번 장에서는 물리요법에 대해 해설한다. 물리요법은 이전부터 악관절장애의 치료로 시행되고 있으나, 현재까지 보고되어 있는 systematic review에 있어서 악관절장애에 대한 유효성은 알려져 있지 않다.[3] 근거가 부족하지만 이런 치료는 가역적이며 다른 치료법과의 병행하면 좀 더 좋은 치료 효과를 기대할 수 있다.

표 1. AADR의 악관절장애 치료에 관한 기본성명의 요약(2010년)

감별진단	환자의 **병력청취, 임상적 진찰,** 필요한 영상 검사가 시행되어야 한다.	유용성이 증명되지 않은 특수한 진단기기는 사용하지 말아야 한다.
치료	제1선택은 **보존적 및 가역적**이며 근거에 기반된 치료	
	TMD는 **시간경과에 따라서 개선**되어, 치유되어가는 질환	Self-limited disease
	많은 **보존요법은 다른 침습적 치료와 비교하여 비슷한 효과가 있으며,** 적어도 불가역적 변화는 일으키지 않는다.	환자가 스스로 **home care**와 **자기관리**를 조합해야 한다.

물리요법	운동요법
온열요법 한랭요법 전기요법 마사지요법 레이저요법 초음파요법 침치료	재활운동 껌 저작훈련 근부하훈련

그림 1. 물리치료의 종류.

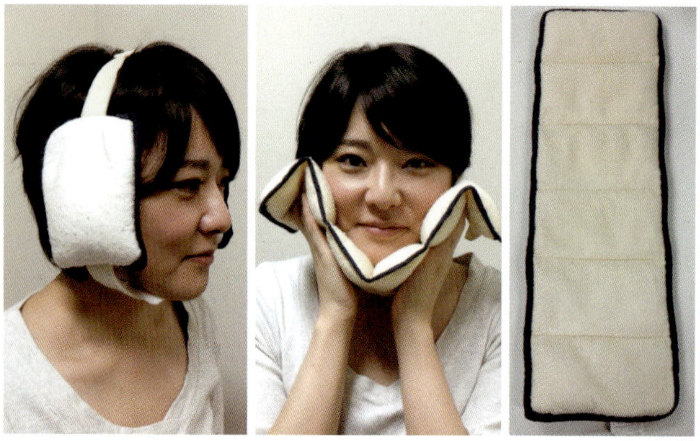

그림 2. 핫팩을 이용한 온열요법.

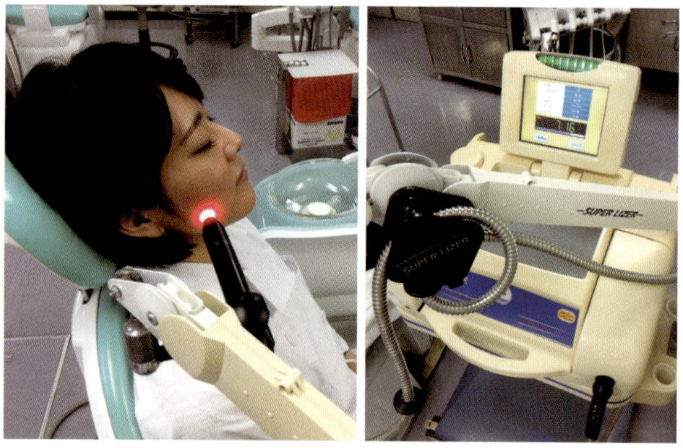

그림 3. SuperLizer. 근적외선에 의한 온열요법.

1 온열요법

온열요법은 조직의 온도를 상승시키는 것을 목적으로 그 효과로는 혈관의 확장, 혈행 촉진, 관절 주위의 연조직의 신전, 동통의 완화가 있다. 급성기에는 증상의 악화를 야기하기에 금기이지만, 만성통증이 있는 근육이나 악관절에 대한 근육마사지나 운동요법의 선행치료로 환자 스스로가 시행하면 치료 효과가 좀 더 높아진다고 한다.[4] 하지만 악관절장애에 대한 온열요법의 무작위 비교 시험은 없고 그 유용성이 증명되어 있지 않다. 온열요법에는 핫팩(그림 2)이나 따뜻한 수건 등을 이용한 온찜질과 근적외선(SuperLizer: 그림 3) 등을 이용한 표재성 온열요법, 초음파를 이용한 심달성(深達性) 온열요법이 있다. 일반적으로 악관절장애에 이용 가능한 것은 핫팩인데, 핫팩에 의한 온열은 피부 표면에서 1cm 이상 깊게 도달하지는 못한다. 하지만 표재성의 저작근이나 경부근육, 악관절에는 어느 정도의 효과를 기대할 수 있다. 적절한 온도는 43~45℃로 systematic review에서는 20분 작용시키는 경우가 많다고 되어 있다.[5] 피부 온도가 45℃가 넘어가면 화상이 생길 가능성이 있어 너무 뜨겁지 않게 한다.

2 한랭요법

한랭요법은 저작근, 악관절을 피부 위에서 냉각시켜 혈류를 저하시키고, 동통 역치를 상승시키는 것을 목적으로 한다. 급성 염증의 동통 경감, 근근막통 환자의 동통 경감 등을 목적으로 cold pack이나 cold spray 등이 사용된다.[2] 정형외과 영역에서는 자주 시행되나, 소염작용을 목적으로 하는 한랭요법이 악관절장애에 사용될 기회는 적고, 증상 발현 초기에 급성 증상이 있고 자발통이 있을 때에 한해 사용한다. 너무 냉각시키면 근육이 굳어, 관절이 굳는 느낌이 생길 수 있으므로 주의가 필요하고 10분 정도로 제한한다.

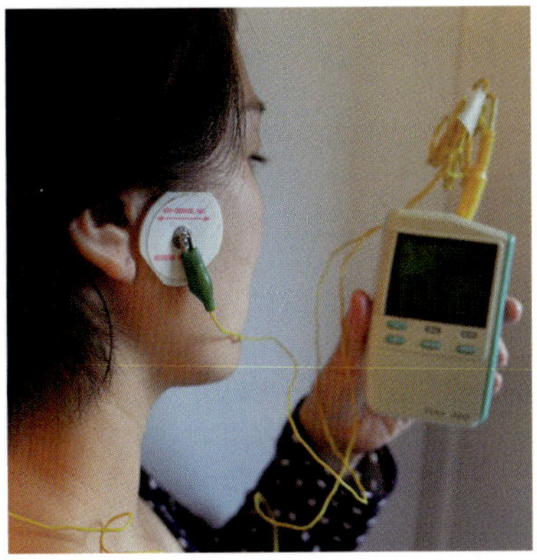

그림 4. TENS(경피적 전기신경자극).

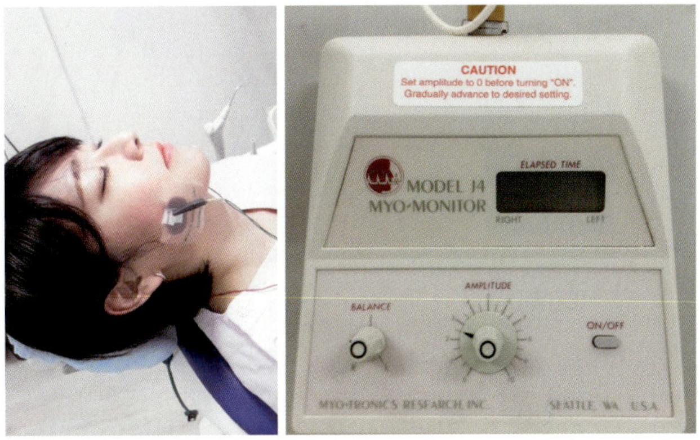

그림 5. Myomonitor.

3 전기요법

전기요법은 전기자극에 의한 수축근의 유발, 동통 제어에 사용된다. 주로 동통 제어를 목적으로 하는 경피적 전기신경자극(transcutaneous electrical nerve stimulation; TENS)과 전기자극에 의한 근수축을 목적으로 하는 신경근 전기자극(neuromuscular electrical stimulation) 등이 사용된다.

(1) TENS

목적은 전기자극에 의한 통증의 제거로, 그 통증 제거 효과는 관문조절설(gate control theory)에 기반한다. 관문조절설에서는 통각의 강도는 척추T세포로의 흥분성 입력-신호와 억제성 입력-신호의 조절에 의해 결정된다. 이 T세포는 C섬유와 Aδ침해동통구심성 섬유에서 흥분성 입력-신호를 받아 굵은 Aβ 비침해수용촉각구심성 섬유에서 억제성 입력-신호를 받는다. Aβ섬유의 활동항진에 의해 T세포의 시냅스 전 억제가 생겨, 대뇌피질로의 척수게이트가 닫혀 통각이 감소한다. 많은 물리요법에서는 예를 들면 전기자극, 마사지, 압박 등에서도 같은 이론으로 동통의 전달을 억제한다[6]고 하여 근근막통, 방어적 근수축에 의한 근통이 적응증이다. 하지만 악관절장애에 대한 systematic review에서는 TENS(그림 4)의 유효성은 증명되어 있지 않다.[3]

(2) Myomonitor

Myomonitor는 경피적으로 안면신경, 삼차신경, 경신경을 전기자극함으로써 안면 영역의 근수축을 일으키는 기기이다(그림 5). 전기자극에 의한 근의 수축·이완을 반복하여 근긴장을 완화시킨다.[7] 1.5초에 1회 pulse파를 발생시키고, 작용 시간은 일반적으로 40~60분이다. 근통, 근수축, 근근막통, 근경련, 지연성 근육통 등이 적응증이다. 하지만 악관절장애에 대한 무작위 비교 시험이

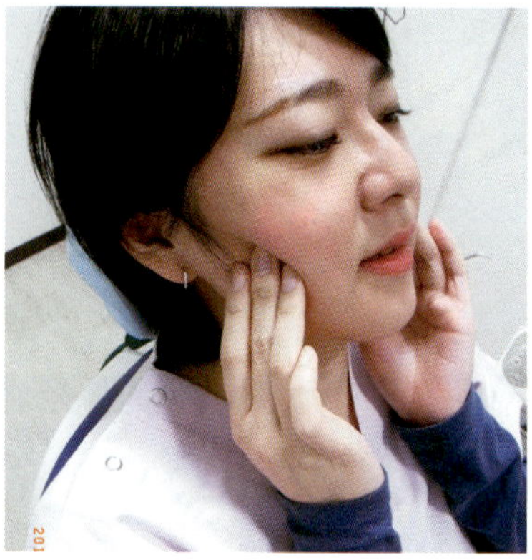

그림 6. 마사지요법.

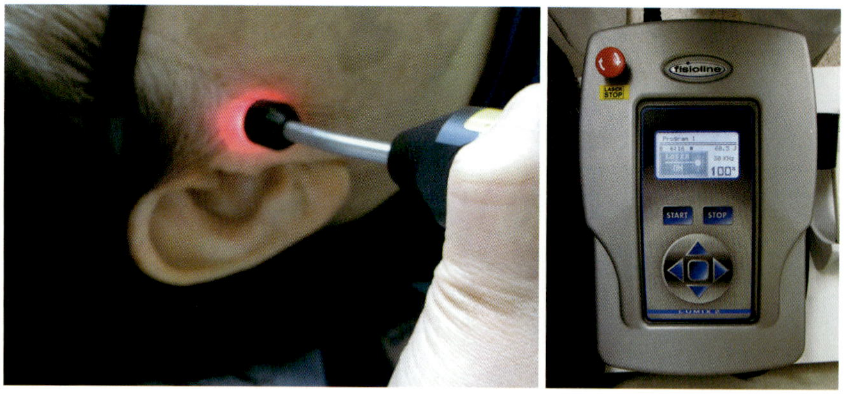

그림 7. 저출력 레이저요법.

없어 유효성은 제시되어 있지 않다.

4 마사지요법

마사지요법은 손가락을 사용해 누르거나, 문지르거나, 쓰다듬거나, 주무르거나, 두드리는 등의 방법을 통해 주로 근육에 자극을 가하는 것이다. 근육 내의 혈액순환을 개선시켜 동통 물질을 제거하여 동통의 완화를 얻게 된다. 환자 스스로 행하는 경우와 술자가 행하는 경우가 있는데 환자에게 지도할 때에는 2~3개의 손가락으로 통증이 있는 곳을 부드럽게 누르면서 천천히 원을 그리면서 주무르도록 한다(그림 6). 강한 힘으로 주무르지 않도록 지도하는 것도 필요하다. 또한 핫팩을 병용하거나 목욕 시에 하면 효과가 있다.

5 레이저요법

저출력레이저요법(low-level laser therapy; LLLT)은 출력이 100W 이하의 soft laser를 이용한 방법이다(그림 7). 주로 반도체레이저, He-Ne레이저, Nd-YAG레이저 등이 사용된다.[6] 저출력이므로 조직을 상해하지 않고, 생화학적 작용에 의해 동통이나 염증을 경감시키고, 조직의 치유를 촉진시킨다. 하지만 systematic review에 있어서 악관절장애에 대한 유효성은 인정되지 않고 있다.[8] 그리고 최근 일반개업의를 중심으로 보급되어 있는 CO_2 레이저를 사용한 악관절장애의 동통 완화를 목적으로 행해지고 있다. 연속파(CW)를 이용해 초점을 맞추지 않는 defocus mode로 환부에 조사한다(그림 8). CO_2 레이저는 그 열에너지에 의한 환부의 온열효과로 동통을 완화시킬 수 있으리라 기대하였으나, 다른 레이저나 마찬가지로 악관절장애에 대한 유효성은 증명되지 않았다. 사용 시 열에너지의 집적에 의한 조사 부위의 열상이나 눈의 보호 등에 충분히 주의해야 한다.

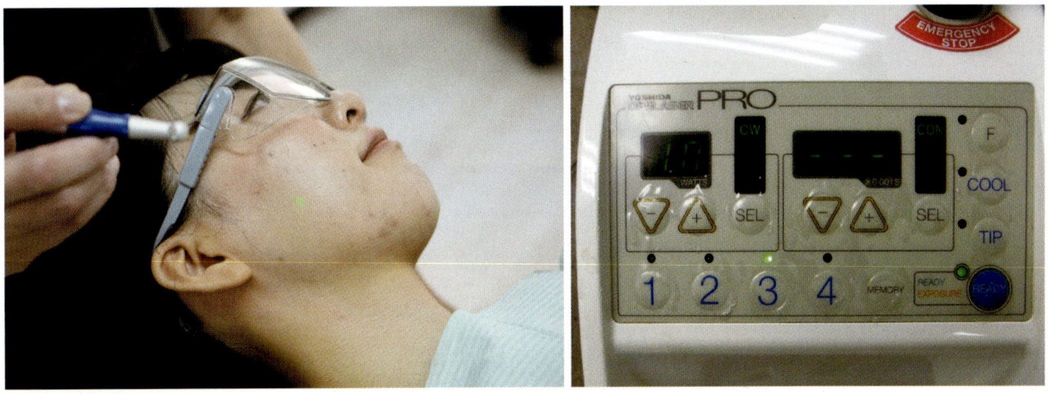

그림 8. CO_2 레이저에 의한 동통완화치료.

6 기타 물리요법

그 이외의 물리요법으로 침치료, 초음파치료 등이 있으나, 정형외과 영역에선 사용되나 악관절장애에 사용되는 경우는 적으며, 유효성도 증명되지 않았다.

참고문헌

1) American Academy of Dental Research. AADR TMD policy statement revision approved by AADR council 3/3/2010. http://www.aadronline.org/i4a/pages/index.cfm?pageid=3465
2) Mannheimer JS著, 依田哲也 訳. 理学療法の種類と手順の概要. TMDと口腔顔面痛の臨床管理. Pertes RA, Gross SG 編著, 杉崎正志, 木野孔司, 小林　馨 監訳. クインテッセンス出版, 1997；237-241.
3) List T, Axelsson S. Management of TMD: evidence from systematic reviews and meta-analyses. *J Oral Rehabil.* 2010; **37**: 430-451.
4) 井上農夫男, 山口泰彦, 戸塚靖則. 理学療法. 顎関節症. 日本顎関節学会 編, 永末書店, 2003；216-222.
5) Furlan RMMM, Giovanardi RS. The use of superficial heat for treatment of temporomandibular disorders: an integrative review. *Codas.* 2015; **27** (2) : 207-212.
6) Cameron MH 原著, 渡部一郎 訳. EBM物理療法 原著第4版. 医歯薬出版, 2015.
7) Wessberg GA, Carroll WL, Dinham R, Wolford LM. Transcutaneous electrical stimulation as an adjunct in the management of myofascial pain-dysfunction syndrome. *J Prosthet Dent.* 1981; **45**: 307-314.
8) Herpich CM, Amaral AP, Leal-Junior ECP, Tosato Jde P, Gomes CA, Arruda ÉE, Glória IP, Garcia MB, Barbosa BR, Rodrigues MS, Silva KL, El Hage Y, Politti F, Gonzalez Tde O, Bussadori SK, Biasotto-Gonzalez DA. Analysis of laser therapy and assessment methods in the rehabilitation of temporomandibular disorder: a systemtic review of the literature. *J Phys Ther Sci.* 2015; **27**: 295-301.
9) de Leeuw R, Klasser GD. Orofacial pain: Guidelines for assessment, dignosis, and management. 5th ed. Quintessence Publishing, 2015.

CHAPTER III

재활운동치료의 개념

CHAPTER III 1

통증을 부여하여 편하게 한다

Kino Koji 木野孔司

1 악관절장애 치료는 '아프지 않을 정도'에서 '아파도 움직이게'로

동통은 치과의사에게 있어 역사적으로 최대의 적이라고 해도 과언이 아니다. 치통은 담석통과 같은 송곳으로 찌르는듯한 통증(疝) 혹은 손톱의 뒷면에 생기는 염증에 의한 표층의 통증(瘭疽)과 함께 3대 통증의 하나로서, 강한 치통으로 고생하는 환자의 통증을 없애 치료에 동반하여 생기는 강한 통증을 조절하는 것이 치과의사에게 부여된 가장 큰 사명이었다.

I장 1에서도 이야기했듯이 1930년대 이비인후과의사였던 Costen이 악관절장애 등 두경부의 증상에 교합의 불량이 연관되어 있다고 하여 치과의사에게 교합치료를 의뢰한 것이 시작이 되어 이후 전 세계의 악관절장애의 치료를 치과의사가 담당하게 되었지만, 위에 서술한 것처럼 치과의사는 '통증을 줄인다'라는 명제에 따라 악관절장애 치료에 있어서 치과의사가 환자에게 통증을 부여하는 행동이 제한되어 왔다. 그렇기 때문에 악관절장애의 환자에게 '통증이 발생하지 않도록 크게 입을 벌리지 말아주세요. 단단한 건 씹지 말아주세요'라고 지도해왔다.

하지만 악관절도 다른 관절과 같은 생리시스템에 지배되어 있고, 정형외과 영역에서 담당하는 다른 관절에 유효한 치료 중에는 악관절에 있어서도 유효하다고 인정할 만한 것이 다수 있다. 중년 이후에 많이 발생하는 골의 변형이나, 반월판이나 인대조직 등의 연조직의 손상을 동반하는 슬관절장애에 통증을 동반한 재활치료를 실시하여 슬관절의 가동범위가 확대되면, 원래 있던 운동 시 발생하는 통증뿐만 아니라 재활치료 중의 통증도 경감되는 것으로 알려져 있다. 악관절장애 환자에 대해 강제 개구를 시행하는 관절가동화훈련(V장 1 참조)도 슬관절장애에 보이는 '잘 움직이게 된 관절은 아프지 않다'는 현상을 악관절에 응용한 재활치료이며, II장 1에 소개했듯이 치료 효과는 높지만 이 재활운동치료는 통증을 동반한다.

2 치과의사 자신이 발상의 전환을

악관절장애 환자를 재활운동치료하는 경우 치과에는 정형외과 영역에서의 물리치료사와 같은 시

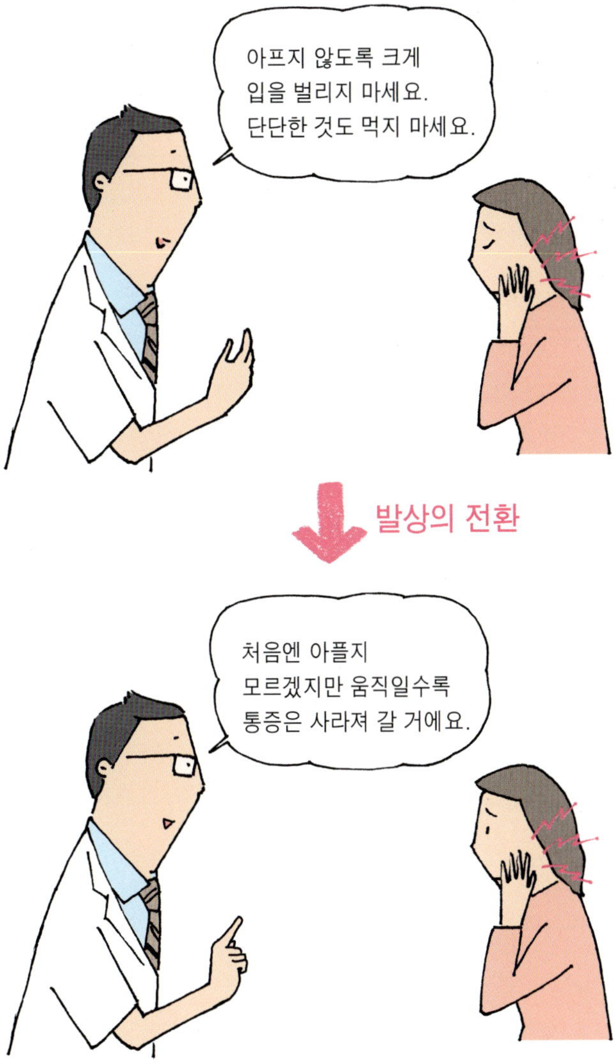
아프지 않도록 크게
입을 벌리지 마세요.
단단한 것도 먹지 마세요.
발상의 전환
처음엔 아플지
모르겠지만 움직일수록
통증은 사라져 갈 거에요.

그림 1. 치과의사 자신이 '악관절장애의 치료는 통상적인 치과치료와는 달리 재활운동은 통증을 동반한다'고 인식을 바꿀 필요가 있다.

술자가 없으며, 재활운동치료를 위해 환자를 매일 치과의원에 부르는 것은 현실적으로 어렵기 때문에, 통증을 강하게 하는 재활운동을 환자 스스로 집에서 실시하도록 지도하여야 한다. 그러기 위해서는 치과의사 자신이 '악관절장애의 치료에 있어 재활운동은 통상적인 치과치료와는 달리 통증을 동반한다'고 인식을 바꿀 필요가 있다. 즉, 치과의사 자신이 '통증을 가해서 편하게 한다'는 발상의 전환을 해야 하고, 환자에게도 이해를 구할 필요가 있다(그림 1).

다행히 악관절장애의 통증은 치통과 같이 격렬한 경우는 적고, 자발통이 잘 없다. 기능 시의 통증이고 둔통이기에 환자를 적절히 지도하고 꾸준히 격려하여 통증을 동반하는 훈련이라도 하게 하는 것이 가능하다.

CHAPTER III 2

급성기에는 안정적으로, 만성기에는 적극적으로

Kino Koji 木野孔司

1 급성기와 만성기의 통증에 대한 대응

일반적인 사지관절통 특히 관절외상 등에 있어서는 급성기에 자발통을 동반하는 종창이 발현한다. 이러한 병태에 대해 관절을 안정시키고 염증에 의한 삼출액의 저류를 막기 위해 한랭요법을 시행한다. 하지만 수일 후 자발통이 사라지고 운동 시의 통증만 남은 경우라면 부하는 가하지 않으면서 관절을 최대한 움직이고 혈류를 촉진시켜 종창을 경감시키기 위해 온열요법으로 전환한다. 즉, '급성기에는 안정적으로, 만성기에는 적극적으로' 전략이다.

이 전략은 그대로 악관절장애에도 적용 가능하다. 지금까지 악관절장애 환자에 대해서는 무조건 안정하도록 지도해왔지만, 급성기와 만성기의 대응을 다르게 하는 것이 치료 효과가 높다.

악관절장애의 급성기에는 다른 관절과 같은 외상이나 염증에 의해 생기는 강한 자발통이 출현하는 경우는 적지만, 환자가 자발통을 호소하는 경우에는 안정을 지시해야 한다. 지금까지와 마찬가지로 대개구를 금지시키고 단단한 음식의 저작을 피하도록 지도함과 동시에 냉습포 등도 지시한다(그림 1).

하지만 그러한 급성기 통증은 일반적으로는 수일 내에 소실되고 그 이후에는 개구나 저작 시의 운동에 동반된 기능 시 통증으로 변화한다. 그렇게 되면 사지관절과 같이 적극적으로 재활운동치료를 실시하여 냉습포보다도 온습포를 이용해 혈류의 증대를 도모하는 것이 좋다. 특히 악관절장애에서는 치과의원을 내원한 시점에 자발통은 소실되고 기능 시의 통증만이 남아 있는 경우가 많다. 이러한 증례에 대해서는 즉시 재활운동을 개시한다.

2 한랭요법과 온열요법

급성기에 자발통이 있을 때 시행하는 한랭요법은 냉장고에서 얼린 냉각제를 수건으로 둘러서 악관절 혹은 근통 부위에 가져다 대는 간단한 방법이다. 너무 차갑게 하면 혈액순환이 저해되기 때문에 냉각시간은 5~10분 정도로 하여 자발통이 약해지면 냉각을 중단하고 통증이 악화되지 않을

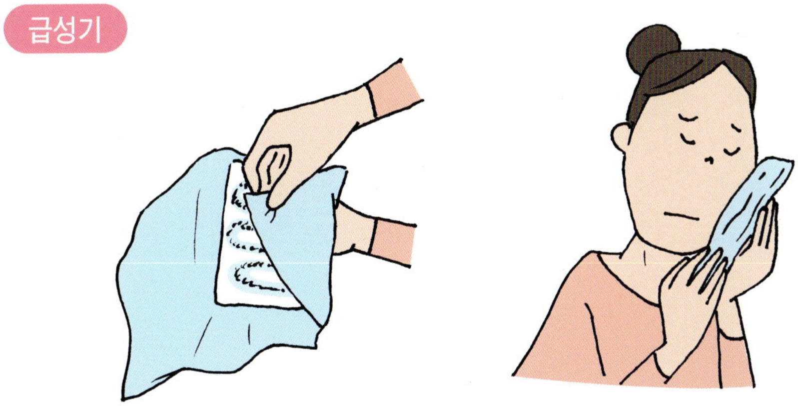

차갑게 한다 · 크게 벌리지 않는다 · 단단한 것을 먹지 않는다 · 안정한다

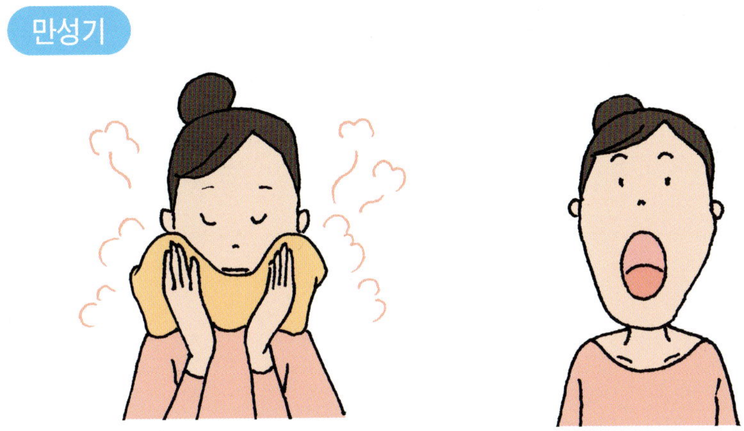

따뜻하게 한다 · 개구훈련(재활운동)

그림 1. 악관절장애의 급성기·만성기의 대응.
급성기에는 안정적으로, 만성기에는 적극적으로.

정도로 하악을 개폐구시키면 된다. 이것을 자주 반복하면 자발통은 사라지고 운동 시 통증만이 남을 것이다. 자발통이 사라지면 한랭요법은 종료한다.

만성기라면 혈액순환을 개선시키는 온열요법이 효과적이다. 가정에서는 따뜻한 물을 적신 수건을 사용하면 좋다. 특히 추운 날 집에 오자마자 재활운동치료를 행하는 경우에는 추위에 의해 근육이 뭉쳐있는 상황에서 강한 힘을 가해 개구시키면 관절이나 저작근을 다치게 할 가능성이 있다. 그러한 때에는 수건을 환부에 대고 따뜻하게 한 뒤 재활운동을 실시하면 좋을 것이다. 최근에는 반복해서 사용할 수 있는 핫팩도 있다(Ⅱ장 4의 그림 2 참조).

이러한 전혀 반대되는 대응방법을 상태에 따라 구분하여 사용할 필요가 있다.

CHAPTER III

3 환자 스스로가 집에서 할 수 있다

Kino Koji 木野孔司

1 정형외과의 재활치료와의 차이

무릎이나 허리 등의 정형외과 영역의 관절통의 치료에는 재활치료로서 물리치료사에 의한 운동요법이 중요한 경우가 있다. 통증의 강도와 부위가 환자 스스로 재활치료를 시행하는 것이 어렵기 때문에, 물리치료사가 각각 환자의 통증의 상황을 판단하여, 온열요법이나 전기요법을 보조적으로 사용하면서 상황에 따라 마취주사를 시행한 상황에서 운동요법을 실시한다.

또한 이런 재활치료는 설치 공간을 필요로 하는 운동 기기나 치료용 기기, 재활치료용 장치 등을 사용하는 경우가 많으므로 환자는 빈번하게 내원할 필요가 있다. 그러므로 일본에서 정형외과질환의 재활치료에서는 전용 기기에 의한 치료나 물리치료사에 의한 운동치료에 보험 적용이 되어 있다.

한편 악관절장애의 경우 일본에서는 최근에 악관절장애 환자에 대한 개구훈련에 보험이 도입되었으나, 그 점수가 낮아 치과의사가 진료 중에 충분한 시간을 잡고 환자에게 지도하는 것이 어렵다.

다행인 것은 악관절장애에 있어서는 급성기를 제외하고 격렬한 운동 시 통증이 생길 확률이 희박하고, 1970년대 말에 동경의과치과대학 제1구강외과에서 저자가 시행했었던 담당의에 의한 강력한 관절가동화훈련을 하지 않더라도 대부분의 환자는 스스로 집에서 이 책에서 소개하는 재활운동을 실시하는 것이 가능하다.

2 환자 자신이 자택에서 가능한 재활운동

이 책에서 소개하는 재활운동에는 실시를 위한 커다란 기기가 필요하지 않고 기구를 사용한다고 해도 환자가 스스로 사용할 수 있는 간단한 것이어서 좋다(column 3 참조). 운동 방법도 간단하여 단시간에 가능하므로 환자는 자택이나 직장에서 매일 실시할 수 있다. 이 점은 물리치료사가 있는 시설로 통원해야 하는 정형외과질환보다 유리하다고 할 수 있다(그림 1).

담당의사는 재활운동방법을 환자에게 지도하여 자택에서의 운동 실시 상황과 그 효과를 2주, 4주, 8주 후에 체크하고 필요에 따라 개선 방법을 지도하여 환자 스스로 효과적으로 운동할 수 있다.

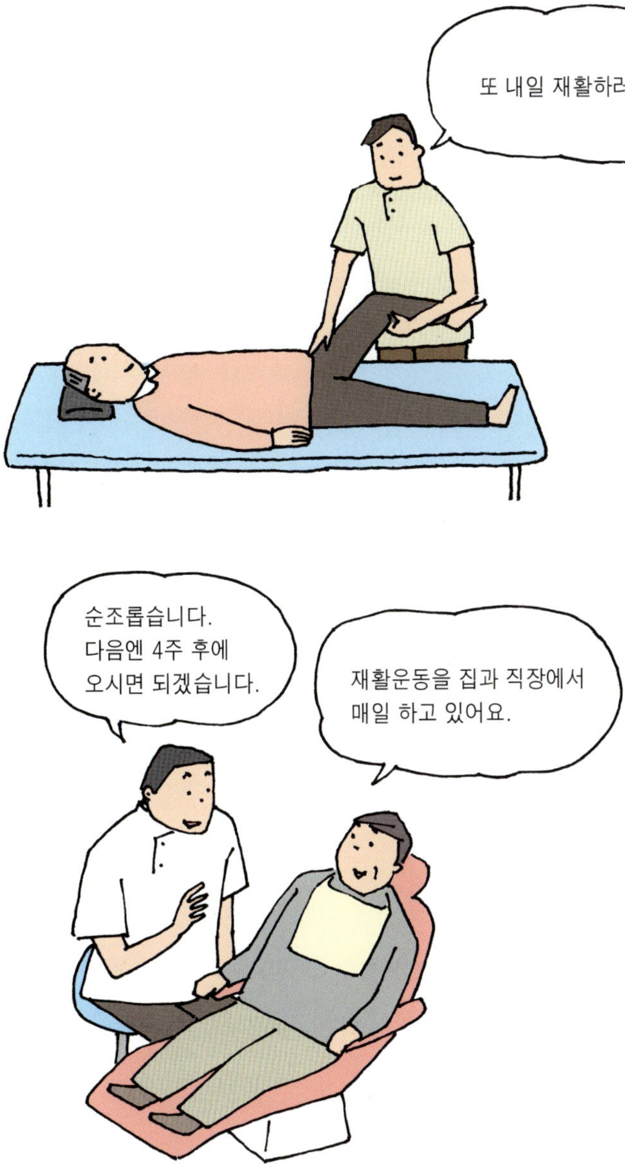

그림 1. 악관절장애의 재활운동은 환자가 자택이나 직장에서 매일 실시할 수 있는 효과적인 프로그램이다. 매일 통원해야 하는 정형외과질환의 재활과 비교해 환자의 부담이 적다.

CHAPTER III 4

관절원판은 전위된 채로도 괜찮다

Kino Koji 木野孔司

1 관절원판 전위는 통증이나 개구장애의 원인이 아니다

1980~1990년대, 동경의과치과대학 제1구강외과에서는 악관절원판정복수술의 환자에 있어서 앞에 말한 것과 같이 수술 후 빠른 시기부터 개구훈련을 시행하고 있다. 이것에 의해 많은 환자는 개구영역이 커지고 통증이 소실되어, 이후의 보철처치를 종료하고 악관절장애의 재발도 없이 안정된 교합을 유지하고 있다.

이 당시 수술 전에는 상하관절강에 조영제를 주입한 후 방사선 단층촬영을 시행하여 관절원판의 전위 정도와 형태를 확인했었다. 그리고 수술 후에는 증상이 개선되지 않은 환자에 대해 다시 검사를 시행하는 경우는 있었지만, 순조롭게 회복하여 통증 없이 대개구가 가능해진 환자에 대해 수술 후의 악관절의 상태를 확인하기 위해 조영제를 사용한 방사선 단층촬영을 실시하는 일은 없었다.

그것은 당시의 조영 검사에는 조영제 주입을 위해 관절강천자라는 침습적인 술기가 필요하였기에 수술 후 경과가 순조로운 환자에 대해서는 조영 검사를 제안하기 힘들었다는 이유가 있다.

1996년에 MRI가 치학부 부속병원 방사선과에 설치되고 비침습적으로 악관절 내부를 영상화할 수 있게 되고 나서는 그때까지 시행할 수 없었던 수술 후 경과가 양호한 증례에 대해 확인을 목적으로 한 악관절의 MRI 검사를 행하였다. 그 결과 대다수의 환자의 관절원판은 재전위되어 있었다.

수술 후에 정복된 관절원판이 기능을 유지하고 있을 것으로 생각하고 있었기에 이 결과에는 경악하였다. 게다가 관절원판이 재전위되어 있음에도 불구하고 환자는 통증의 호소가 없었고 개구량도 충분하였다. 그 중에는 대규모적인 교합 재건이 시행된 후 5년 이상 경과된 환자도 있었지만, 아무 증상도 없이 교합도 안정된 채였다. 이것은 수술 후 조기에 관절원판이 재전위되거나 혹은 술 후의 강력한 개구훈련이 재전위를 초래해 그에 따른 개구훈련이 관절원판 전위를 더욱 진행시킴을 알 수 있었다.

그 수술 후 환자에서 보이는 상황은 1970년대 말에 제1구강외과에서 관절원판 전위라는 개념이 없이 강력하게 시행하던 개구훈련(그에 의해 관절원판 전위 증례에 대해서는 관절원판 전위를 더욱 진행시켰다고 생각된다)이 동통 소실과 기능 회복에 유효했던 것을 다시 상기시켰다.

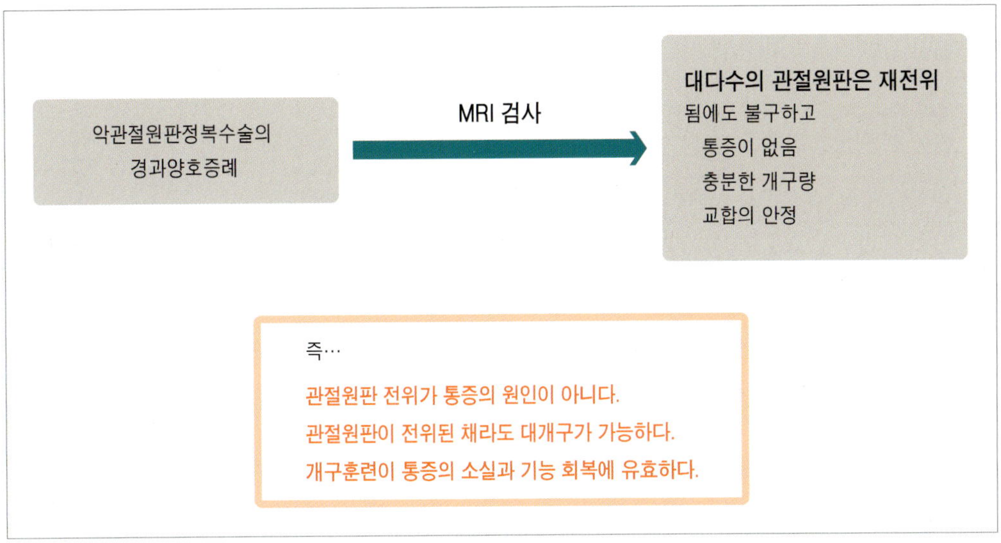

그림 1. 관절원판정복수술 후 MRI 검사에 의해 관절원판이 전위되어 있더라도 개구훈련(재활운동)에 의해 통증이나 개구장애를 개선시킬 수 있음을 알 수 있었다.

이 경험에서 관절원판 전위가 반드시 통증의 원인이 되지는 않고, 관절원판이 전위된 채라도 대개구가 가능하며, 통증과 기능장애가 없다면 교합도 안정됨을 알게 되었다(그림 1).

2 악관절장애 치료는 TCH 조절과 재활운동이 주체가 된다

그리고 이 경험으로 그 이후 악관절장애 치료의 일부를 바꾸게 되었다.

그때까지 비정복성 관절원판 전방전위의 초기 증례에 있어서는 관절원판의 정복을 목표로 국소마취약에 의한 pumping을 시행한 뒤 도수적 정복술(unlock manipulation)을 시행하는 경우가 많았으나, 원판 정복이 성공하더라도 TCH(상하치열접촉벽)이 있는 증례에서는 다시 locking되는 경우가 많았기 때문에 그러한 증례에 있어서는 환자에게 불편한 도수적 정복술을 시행하지 않게 되었다. 현재는 그러한 증례에 대해 TCH의 조절과 재활운동을 시행하여 동통이나 개구장애를 개선시키고 있다.

COLUMN 2

태즈메이니아 데빌의 악관절에는 관절원판이 없다.

Kino Koji 木野孔司

2002년에 이전부터 가끔씩 공동연구를 시행하고 있었던 동경자혜회의과대학치과의 杉崎正志 교수의 제안으로 오스트레일리아 본토의 남측에 위치하는, 북해도 정도의 크기의 태즈메이니아 섬에 사는 태즈매니아 데빌의 악관절의 해부조사에 나가게 되었다. 이 조사는 杉崎 교수가 1900년에 발표된 빅토리아 여왕 시대의 대영제국의 동물수집가 Parsons의 논문[1] 중에 '태즈메이니아 데빌에는 관절원판이 없다'는 기록을 찾은 것에서 시작되었다.

당시 이미 이 세계 최대의 육식 유대류는 오스트레일리아 본토에서는 멸종하여 태즈메이니아 섬에만 살아남아 있는 상황이었다. 태즈메이니아 섬에서는 가끔씩 자동차와의 충돌사고에 의해 야생동물이 사망한다. 저자가 방문한 Hobart주에 있는 태즈메이니아대학 동물학부에서는 이런 자동차 사고의 희생이 된 태즈메이니아 데빌을 태즈메이니아 전체에서 모아 냉동보관하고 있었다.

태즈메이니아 데빌(그림 1)은 몸길이(꼬리를 제외) 50cm 정도로, 보기에는 너구리를 생각나게 하지만 분류학상 Niche(동물이 그 생태계 중에서 점하고 있는 위치나 역할)로는 하이에나와 동등하여 'scavenger'라고 불리는 사체처리계로서의 역할을 가진다. 주로 야간에 활동하며, 죽은 야생동물 주위에 모여 자기들끼리 다툴 때 내는 소리가 기분 나쁘다 하여 오스트레일리아 사람들이 그것을 '악마의 소리'라고 생각하여 'devil'이란 이름이 붙었다고 한다.

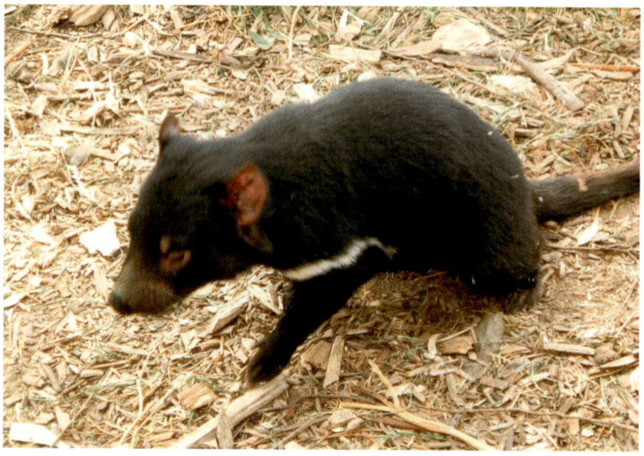

그림 1. 동물원의 태즈메이니아 데빌.

뼈도 씹을 정도의 강력한 교근과 내측익돌근, 측두근과 강인한 골형태, 또는 사자나 늑대와 같은 육식종과 비슷한 날카로운 견치와 협치를 가지고 있어, 단위면적당 저작력은 몸의 크기를 감안했을 때 포유류 최대라고 한다. 따라서 먹이를 먹을 때에는 강력한 교합압이 걸릴 것이고 만약 관절원판이 없다고 한다면 그 응력부담에 의해 하악두와 관절융기는 손상을 받기 쉬울 것으로 추측된다. 그래서 필자는 '관절원판이 없다'라는 Parsons의 보고의 신빙성은 낮다고 생각하고 있었다.

왜냐하면 단공류 동물인 오리너구리와 짧은코가시두더지 또는 유태반류인 아르마딜로에는 관절원판이 없다는 것이 보고된 바 있으나, 이 동물들은 모두가 하악운동이 작고, 특히 짧은코가시두더지나 아르마딜로는 먹이인 흰개미를 거의 통째로 삼키기 때문에 큰 교합력을 필요로 하지 않는다. 이를 제외한 포유류에는 어떤 동물들에서도 관절원판의 존재가 확인되고 있어서 Parsons의 기재가 잘못됐을 것으로 생각하였던 것이다.

그러한 예비지식으로 태즈메이니아 데빌에 대한 의심을 가진 채 현지를 방문하여 5관절을 해부하였다. 그 결과 어느 개체에서도 관절원판을 찾아낼 수 없었으며, 육안적으로 하악두나 하악와 표면의 병적 변화도 확인할 수 없었다.[2] 물론 야생동물의 수명은 짧으므로 변형이 발견되지 않는 것이 무조건 교합압에 의한 변형이 일어나기 힘들다는 것을 시사한다고 단언할 수 없지만, 이후 조직학적 검사에서 태즈메이니아 데빌에서는 태아의 단계에서부터 관절원판이 존재하지 않는 것을 확인할 수 있었다.[3] 관절원판의 기능은 교과서적으로 볼 때 저작활동에 의해 측두골에 가해지는 응력을 완충하는 것으로 되어 있지만, 이 해부결과 및 출생 시에도 관절원판이 없었다는 두 가지를 통해 관절원판에 의한 응력 완충 작용은 정말로 있는 것인가 하는 의심이 새롭게 떠오르게 되었다.

악관절장애의 치료에 있어서는 이미 20년 이상의 시간을 통해 우리는 많은 환자에 대해 관절원판을 전방으로 밀어내는 재활운동을 실시하고 있지만, 그 재활운동이 원인으로 생각되는 하악두나 관절융기의 병적인 변형, 기능장애의 항진과 같은 중대한 문제에는 조우한 적이 없다. 태즈메이니아 데빌의 해부결과는 관절원판에는 원래부터 응력 완충 작용이 없기에 재활운동으로 관절원판을 악관절의 응력 부담 부위보다 전방으로 밀어내더라도 장애의 악화로 연결되지 않는다는 것을 의미하고 있어, 지금까지 시행해온 재활운동에 의한 기능회복이 틀리지 않았다고 하는 확신을 가질 수 있었다고 생각한다.[4]

참고문헌

1) Parsons FG. The joints of mammals compared with those of man: A course of lectures delivered at the Royal College of Surgeons of England: Part II. *J Anat Physiol.* 1900; **34**(Pt 3): 301-323.

2) Hayashi K, Sugisaki M, Kino K, Ishikawa T, Sugisaki M, Abe S. Absence of the articular disc in the Tasmanian devil temporomandibular joint. *Anat Histol Embryol.* 2013; **42**: 415-419.

3) Hayashi K, Sugisaki M, Kino K, Ishikawa T, Kawashima S, Amemiya T. Morphological characteristics of the temporomandibular joint in the pouch young of the Tasmanian devil. *Anat Histol Embryol.* 2014; **44**: 157-160.

4) 杉崎正志, 林　勝彦, 木野孔司. 顎関節–動物による多様性から関節円板転位を考える 5. 関節円板は転位してもいいのではないか–タスマニアデビルの解剖から考えたこと–. 歯界展望. 2015; **126**: 372-374.

CHAPTER IV

재활운동치료 전에

CHAPTER IV_1

의료면접의 포인트

Sato Fumiaki 佐藤文明

환자가 악관절이나 그 주위 조직의 동통이나 개구장애를 호소하며 내원했을 때 안이하게 악관절장애라고 판단하고 있지 않은가? 악관절장애로 진단하기 위해서는 악관절과 유사한 여러 가지 질환을 감별하여 제외하지 않으면 안 된다. 이 과정을 시행하기 위해 처음으로 하는 것이 의료면접이다.

의료면접은 환자나 그 가족과의 대화를 통해 진단·치료를 위해 필요한 증상이나 병력을 청취하여 의료정보를 수집(문진)하고 환자의 건강문제를 평가하는 것뿐만 아니라, 그에 더해 환자의 호소를 듣고(경청) 환자에 대해 수용하여 공감을 통해 좋은 신뢰관계(rapport)를 구축하고, 환자 교육과 치료에 대한 동기부여를 행하는 큰 역할을 가지고 있다(그림 1).

특히 악관절장애 환자에게는 환자의 심리사회적 요인이 증상의 경과에 크게 영향을 주는 일도 많으며, 환자의 고통이나 피로에 대해 공감하는 것과 격려하고 지원하는 자세를 명확히 한 뒤 대응하는 것이 이후의 신뢰관계를 얻고 치료를 순조롭게 진행하기 위해 중요하다. 의료면접을 시행할 때는 우선 열린 질문(open-ended question)을 시행하여 환자가 스스로 자유롭게 이야기를 하게 하고 거기서 필요한 질문(closed question: 닫힌 질문)을 하여 좁혀가는 것(open to close cone)

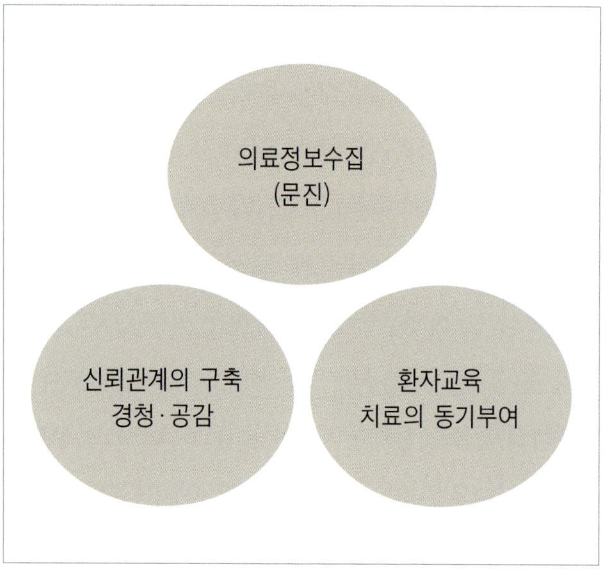
의료정보수집
(문진)
신뢰관계의 구축
경청·공감
환자교육
치료의 동기부여

그림 1. 의료면접의 목적.

열린 질문
open-ended question

'오늘은 무슨 일이십니까?'

열린 질문에서는 환자에게 자기 자신의 말로 '자신이 가장 관심 있는 것', '자기만 알 수 있는 증상'에 대해 이야기함으로써 환자가 현재의 상태와 문제를 어떻게 이해하고 있는지를 파악하기 쉬워진다.

닫힌 질문
closed question

'개폐구하면 턱의 관절이 아픕니까?'

닫힌 질문은 '네', '아니오'로 대답하는 질문으로써 그 전에 얻은 진단가설을 확실하게 하기 위해 표적을 잡은 질문이다. 통증에 대해서는 그 부위, 강도, 성질, 지속시간, 하루 간의 변화, 악화 요인, 개선 요인 등을 확인한다.

그림 2. 열린 질문과 닫힌 질문.

S	Subjective 자각 증상	입을 벌릴 때 왼쪽 턱에서 소리가 난다. 입을 벌리면 왼쪽 턱이 아프다.
O	Objective 객관적 소견	무통 개구역 25mm, 유통 개구역 30mm으로 좌측 악관절통과 click 개구 click 시 좌측 편위 강제 개구 40mm 방사선 소견: 골 변형 없음
A	Assessment 평가	좌측: 정복성 관절원판 전방전위
P	Plan 계획	진통제 투여 일상생활지도 재활운동

그림 3. SOAP에 따른 차트의 기록례.

이 기본이다(그림 2).[1]

현대는 인터넷의 보급으로 환자 자신이 막대한 정보를 간단히 얻을 수 있다. 하지만 환자가 관심을 가지는 병의 정보가 항상 정확하다고는 할 수 없으며, 그 중에는 잘못된 정보를 통해 병을 인지하고 있는 사람도 있다. 병으로 고민한 시간이 길수록 이 꼬인 잘못된 정보를 옳게 이해시키는 것이 어렵다. 갑자기 환자의 하는 말을 부정해버리면 그 후의 치료가 부드럽게 진행되지 않을 가능성도 생기게 된다.

우선은 환자의 이야기를 경청하여 현재 환자의 고민에 대해 공감하는 것과 병태에 대해 바른 정보를 제공하여 환자의 잘못된 인식을 시정하여 재교육을 하는 것이 중요하다. 특히 악관절장애의 대다수가 self-limited disease(시간경과에 따라 해결되어가는 질환)이며,[2] 적절한 보존요법을 시행하면 충분한 개선을 기대할 수 있는 질환임을 환자에게 인지시키면 환자의 불안이 사라질 수 있을 것이다. 이러한 사실을 이해하고 다음의 순서대로 의료면접을 시행한다. 또한 차트 작성 시에는 SOAP를 활용하면 좀 더 문제를 정리하기 쉬워진다(그림 3).

1 주소의 확인

주소는 환자가 호소하는 신체의 통증과 불쾌감 등, 지금의 단계에서 환자가 신경 쓰고 있는 것으로서 의료기관을 찾은 이유이다. 하지만 환자 중에서는 자기의 불편감을 잘 설명하지 못하거나, 병태가 다양하여 호소하는 것이 여러 가지라 표적을 잡지 못하는 사람도 있기 때문에 환자의 이야기를 들으면서 알기 쉽게 이야기를 정리해 나가는 것도 필요하다.

또한 장기간 증상이 있었는데 왜 이제서야 왔는지를 물어보면 주소를 파악하기 쉽다. 청취할 때에는 불편감이 강한 것부터 순위를 잡는 게 좋다. 악관절장애에서는 치료의 경과에 의해 환자의 호소가 변화해가는 일도 많고, 나중의 확인을 위해서라도 가능한 한 환자의 말로 주소를 기록해둔다.

2 기왕력

환자가 지금까지 경험한 적이 있는 병에 대해 기록한다. 전신질환 중에서도 류마티스 관절염, 다발성 관절염 등의 질환이나 우울증이나 불안장애 등의 정신질환은 악관절장애와 관련이 있기 때문에 상세히 들을 필요가 있다(그림 4).[3] 또한 환자가 복용하고 있는 상용약물(항불안제, 수면유도제, 진통제 등)을 확인한다. 특히 항불안제 등을 복용하고 있는 환자는 정신의학적 배경이 관련되어 있을 가능성도 있어 주의가 필요하다. 악안면 영역의 골절과 외상 등의 기왕력도 청취해둔다.

악관절·저작근의 질환 혹은 장애	전신질환 등 그 이외의 질환 혹은 장애
선천 이상 또는 발육 이상(하악두과형성 등)	자기면역질환(류마티스 관절염)
악관절부의 외상(탈구, 골절)	다발성 관절염
악관절염(염증성, 비염증성)	통풍
종양(악성종양, 활막연골종증 등)	두통
악관절강직증	정신적·신경학적 질환(우울, 불안장애 등)
근위축, 비대	섬유근통증
근염	갑상선질환
근구축	
저작근건·건막과형성증	

그림 4. 의료면접 시에 고려할 악관절장애 이외의 질환.

3 현 병력

현 병력은 주소와 관련된 증상의 경과를 기재한다. 증상이 발생한 계기와 그 경과, 증상의 추이 등을 시간에 따라 청취한다. 악관절장애 환자는 증상의 발생과 와해를 반복하고 있는 경우도 많다. 환자에 따라 현 병력의 경과가 길고 막대할 가능성도 있다. 이번의 주소에 대해 증상이 나타난 시기를 시작점으로 하여 기재하는 것이 현재의 상황을 파악하기 쉽다. 주소, 기왕력, 현 병력은 환자에게 미리 질문표를 기재하도록 요청하면 의료면접이 순조롭게 진행된다.

4 기여 인자의 검색

악관절장애의 증상 발현에는 여러 가지 인자가 관여하고 있다(그림 5).[4] 이러한 인자를 기여 인자라고 하는데 현재 악관절장애의 병인론으로서 몇 가지 기여 인자가 중복되어 증상이 출현한다는 다인자병인설이 지지되고 있다.

다인자병인설이란 환자의 악관절이나 근육의 약함, 일상생활에서의 습관 등 행동 요인, 심리적 스트레스와 같은 정신적 요인, 직장환경이나 대인관계 등의 사회적 요인들이 모두 관계되어 환자 자신의 내구력을 넘으면 발생한다고 하는 개념이다. 그림 6과 같은 탑형식을 생각하면 이해하기 쉽다. 현재 이 다인자병인설은 악관절을 전문으로 하는 연구자들에게 널리 지지받고 있다.

악관절장애의 기여 인자는 행동 요인이나, 심리사회적 요인, 정신적 요인 등 다양하지만 어느 인

기여 인자
해부 요인 악관절과 근육의 구조적 취약성
교합 요인 불량한 교합관계
외상 요인 넘어짐, 구타, 교통사고, 잘못 씹기
행동 요인 일상생활에서의 악습관
정신적 요인 정신적 스트레스, 긴장, 불안, 우울상태

그림 5. 악관절장애의 발생, 지속화에 관여하는 기여 인자.

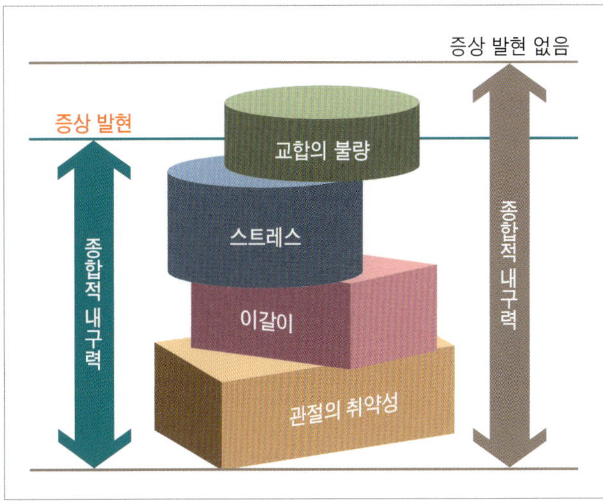

그림 6. **다인자병인설.**
다인자병인설을 탑 모양을 생각하면 이해하기 쉽다. 기여 인자를 한 층으로 생각하고, 기여 인자가 층층히 쌓이면 이 환자가 가지는 악관절이나 근육의 종합적인 내구력을 넘어서서 발생한다.

표 1. 악관절장애의 발생에 관여하는 행동 요인

1) 일상 습관	TCH, 턱 괴기, 불량한 자세, 펜·연필 깨물기, 손톱 깨물기, 휴대전화·스마트폰의 조작, 엎드려서 책 읽기, 하악 돌출벽, 수화기의 어깨에 끼우기, TV 게임·핸드폰 게임
2) 식사	단단한 것 씹기, 껌 씹기, 한쪽으로만 씹기
3) 취침 시	이갈이(clenching, grinding), 수면 부족, 높은 베개 및 단단한 베개 사용, 손이나 팔베개, 취침 시의 자세
4) 스포츠	부딪히는 운동, 구기운동, 동계운동, 스쿠버다이빙
5) 음악	악기 연주, 가창, 발성 연습
6) 심리사회적 요인	긴장되는 일, 바쁜 생활, 정밀 작업, 무거운 물건 배송, 컴퓨터 작업, 대인관계의 긴장

자가 관계하고 있는지는 각각의 환자마다 다르기 때문에 환자로부터의 청취가 중요하다. 이 중에서 행동 요인(표 1)은 그 수도 많고 특히 중요하다. 우리가 악관절장애의 중요한 인자로 생각하고 있는 TCH(tooth contact habit: 상하치열접촉벽)[5]도 여기에 포함된다. 미리 질문표 등을 이용해서 청취를 시행하는 게 좋다. TCH에 대해서는 Ⅳ장 4에서 상세히 서술한다.

참고문헌

1) Cole SA, Bird J. 飯島克巳, 佐々木將人 訳. *メディカルインタビュー 三つの機能モデルによるアプローチ第2版*. メディカル・サイエンス・インターナショナル, 2003;17-39.

2) American Academy of Dental Research. AADR TMD policy statement revision approved by AADR council 3/3/2010. http://www.aadronline.org/i4a/pages/index.cfm?pageid=3465

3) 一般社団法人日本顎関節学会編. 新編顎関節症第1版. 永末書店, 2013;1-3.

4) Kino K, Sugisaki M, Haketa T, Amemori Y, Ishikawa T, Shibuya T, Sato F, Amagasa T, Shibuya T, Tanabe H, Yoda T, Sakamoto I, Omura K, Miyaoka H. The comparison between pains, difficulties in function and associating factors of patients in subtypes of temporomandibular disorders. *J Oral Rehabil.* 2005; **32**: 315-325.

5) Sato F, Kino K, Sugisaki M, Haketa T, Amemori Y, Ishikawa T, Shibuya T, Amagasa T, Shibuya T, Tanabe H, Yoda T, Sakamoto I, Omura K, Miyaoka H. Teeth contacting habit as a contributing factor to chronic pain in patients with temporomandibular disorders. *J Med Dent Sci.* 2006; **53**: 103-109.

CHAPTER IV_2

악관절 검사

Yoshitake Hiroyuki 儀武啓幸

악관절장애 치료에 대해 거북함을 느끼는 치과의사도 많을 것으로 생각된다. 환자에게 "턱이~"라고 들으면 막연히 '악관절장애인가……' 하고 연상하여 치료를 진행해서 그 결과 막히게 되는 경험을 한 적은 없는가. 일상의 진료에 있어서 악관절장애가 의심되는 환자가 주로 호소하는 주소와 그에 대응하는 악관절장애의 증상과의 조합을 생각해 보면

- 우각부나 측두부의 통증, 피로감: 저작근의 증상
- 귀 앞 부위나 귀 안의 통증: 악관절통증
- 입을 벌릴 때나 다물 때에 소리가 난다(아주 가끔 턱이 잘 빠진다는 호소를 하는 경우도 있다): 개폐구 시의 관절잡음
- 입이 안 벌어진다: 개구장애

등이 있을 수 있다.

한편 2013년의 일본악관절학회가 정한 악관절장애의 질환 개념과 악관절장애의 병태 분류는 그림 1과 같다.[1] 눈앞에 있는 환자의 주소가 여기가 맞는지 임상 증상을 잘 살펴서 병태 분류를 염두에 두고 각종 검사를 진행하는 것이 악관절장애 치료의 초입에서 중요한 것이다. 적절한 검사는 정확한 진단, 치료 계획의 설립, 치료 경과의 재평가에 필수이다. 부록에 악관절장애 진찰차트, 치료계획차트, 치료경과차트가 있으므로 진찰 시에 활용해주시길 바란다.

1 문진

환자의 문진에 있어서 '지금 불편한 증상은 무엇인가', '언제부터인가', '지금까지 그 증상은 어떻게 변해왔는가', '관련된 다른 질환의 기왕력은 있는가'를 정리하여 정보를 수집한다.

가끔은 환자의 주소가 임상 증상과 일치하지 않는 경우도 있기 때문에 확인이 중요하다. 그 증상으로 오랫동안 고생한 환자는 혼란스러워 하는 경우도 있기 때문에 문진의 진행이 아주 중요하

악관절장애의 개념

악관절장애는 악관절이나 저작근의 동통, 관절잡음, 개구장애 혹은 턱운동 이상을 주요 증상으로 하는 장애의 포괄적 진단명이다. 그 병태는 저작근통장애, 악관절통장애, 악관절원판장애 및 변형성 악관절장애이다.

병태 분류

- **저작근통장애** myalgia of the masticatory muscle(I형)
- **악관절통장애** arthralgia of the temporomandibular joint(II형)
- **악관절원판장애** disc derangement of the temporomandibular joint(III형)
  a: 정복성 with reduction
  b: 비정복성 without reduction
- **변형성 악관절장애** osteoarthrosis/osteoarthritis of the temporomandibular joint(IV형)

* 중복 진단을 인정한다.
* 악관절원판장애에는 내측전위, 후방전위, 개구 시의 외측전위를 포함한다.
* 간헐적 lock은 정복성 악관절원판장애에 포함한다.

그림 1. 악관절장애의 개념과 병태 분류(일본악관절학회, 2013년).[1]

고 또한 노력과 시간이 필요한 경우가 많다. 문진의 진행의 상세에 대해서는 Ⅳ장 1을 참조한다.

2 촉진

촉진할 때에는 통증의 부위와 증상을 명확히 인식하는 것이 중요하다. 환자의 주소에 해당하는 부위를 의식하는 것은 물론이며, 병태 파악을 위해서 무엇을 신경 써서 봐야 하는지 목적의식을 가지고 촉진을 시행한다.

(1) 저작근(통) 검사

포인트: 각 저작근의 위치와 기능이 턱운동과의 관련됨을 인지하고 이해하고 있는가?

이것은 하악이 어떤 움직임을 했을 때 어느 부위가 어떻게 아픈지에 대한 판단 근거가 된다. 포인트를 확실히 잡아 촉진을 통해 어느 부위에 압통이 생기는가를 정확히 찾아나간다(그림 10).

(2) 악관절부 검사

포인트: 악관절의 해부학적 구조와 움직임을 이해하고 있는가?

압통, 개구 시 통증, 교합 시 통증, 관절잡음이 각각 악관절부의 어느 위치에서 어떤 움직임을 할 때 어떻게 생기는가를 염두에 두고 검사한다. 악관절장애에 있어서 악관절통은 운동 시 통증으로서 안정 시 통증은 기본적으로는 일어나지 않는다. 개구 시, 폐구 시, 측방운동 시, 전방운동 시, 교합 시, 저작 시 등 어떤 운동 시에 어디가 아픈가를 손가락을 이용한 촉진으로 꼼꼼하게 확인한다.

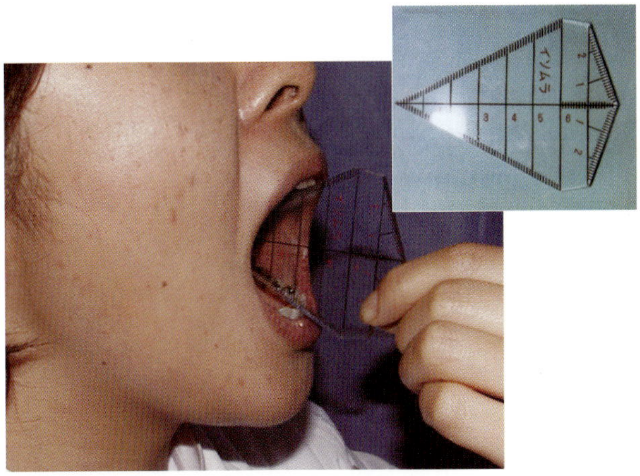

그림 2. 개구도측정기를 이용한 개구량의 측정.
성인 남성의 정상적인 개구량은 상하 절치 간 거리로 40mm(손가락 3개)이다.

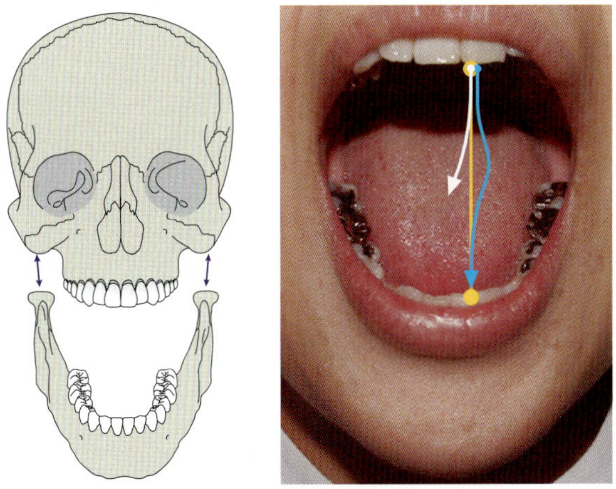

그림 3. 악관절기능과 개폐구로.
악관절은 하악골과 측두골을 연결하여 하악운동을 제한시키는 좌우 대칭의 관절이다. 양측이 동시에 기능하는 특징을 가지므로, 편측의 장애가 반대 측에도 영향을 끼친다. 그것이 개폐구로의 편위의 원인이 된다.

표 1. 개구량의 측정 항목과 평가의 Point

측정 항목	평가의 Point
무통 개구량	자기 힘으로 개구하여 악관절이나 저작근에 통증을 느끼지 않는 범위의 최대 개구량. 서서히 개구하도록 하여 통증을 느낀 시점에서 환자가 손을 드는 등의 신호를 하도록 하면 측정하기 쉽다.
유통 개구량	자기 힘으로 개구하며 통증을 참으면서 벌릴 수 있는 최대 개구량
강제 개구량	자기 힘이 아니라 술자가 보조적으로 강제적으로 개구시킨 경우의 최대 개구량. 악관절의 물리적인 가동범위의 한계를 확인하는 의미가 있다.
개폐구로의 편위	개구 시에 하악이 좌우 어느 쪽으로 편위되는가를 관찰한다. 만약 우측으로 편위된다면 우측 악관절의 가동범위가 제한되어 있음을 시사한다(그림 3).
하악의 전방운동, 측방운동	하악의 활주량을 기록한다.

일반적인 검사 순서는 ① 측두근(전→중→후부), ② 교근(협골→하악각), ③ 악관절(전→후), ④ 하악지(상→하), ⑤ 유양돌기, ⑥ 흉쇄유돌근(상→하)이다.

3 개구장애(개구량) 검사

성인 남성에 있어서 정상적인 개구량의 기준은 무통 개구 시 상하 절치 간 거리가 40mm 이상이다. 개구량의 측정에는 눈금자 등이 이용되는데, 전용 개구도측정기가 있으면 편리하다(그림 2, 3, column 3 참조). 표 1에 제시한 항목에 대해 측정을 시행하고 기록해둔다. 이것은 치료과정에 있어서 치료 효과의 판정과 평가에 대한 지표가 된다.

4 영상 진단의 의미

각종 촬영법과 그 특성, 각각의 방법으로 확인할 수 있는 것과 불가한 것을 이해한 다음 검사법을 선택한다. 영상 검사는 '검사해보면 이상을 찾을 수 있을 수도……'가 아니라, '이러한 이상이 있을 것이니 조사한다'는 생각으로 시행한다. 아래에 제시한 각종 영상 검사의 특성과 검사하고 싶은 항목의 matching을 생각할 필요가 있다.

5 Dental 방사선 촬영

Dental 방사선사진은 촬영범위 때문에 악관절부의 영상평가에는 맞지 않다고 생각하게 되는데, 악관절장애와 유사한 증상을 보이는 다른 치과질환의 감별을 위해 도움이 되는 경우가 있다. 동통에 관한 환자의 호소가 명확하지 않은 경우, 비정형성 치통이나 안면통, 악관절장애와의 감별이 필요한 상황에서는 dental 방사선사진에 의한 특정 치아의 평가가 중요한 경우도 있다. 협부에서 귀앞까지 퍼지는 통증이 상악 구치부의 우식이나 치수염과 관련된 것이었다는 일도 흔하다.

6 파노라마 방사선 촬영

일상의 치과진료에 있어서 필수라고 해도 되는 영상 검사이다. 악관절부의 검사보다는 악관절질환 이외의 치과질환, 악골병변, 비부강염 등을 제외하기 위해 screening하는 의미가 크다.

촬영 포인트: 교합시킨 상태에서 찍으면 하악두가 협골궁 외측과 중첩되기 때문에 개구시킨 상태에서 촬영하는 게 좋다. 바이트 블럭을 사용해서 하악 전방위 혹은 10mm 개구시킨 상태에서 positioning하면 하악두와 하악와의 관찰이 용이해진다(그림 4). 이렇게 촬영하여 얻은 영상으로는 하악두의 측면상, 관절결절~하악와가 비교적 명료하게 나타난다(그림 5).

하지만 이 촬영방법으로는 방사선의 조사 각도가 악관절에 대해 비스듬하므로 정확한 시상단면이 되는 것은 아님을 유의한다. 악관절의 검사에 관해서는 후술하는 악관절 파노라마 4분할 촬영이 적절하다.

7 악관절 파노라마 4분할 촬영

최근의 파노라마 방사선 촬영 장치에는 악관절의 4분할 촬영 모드가 탑재된 기종도 있다. 일반 개업 치과의원에서 시행하는 악관절의 영상 검사로는 진입장벽이 낮고 편한 방법이라 할 수 있다.

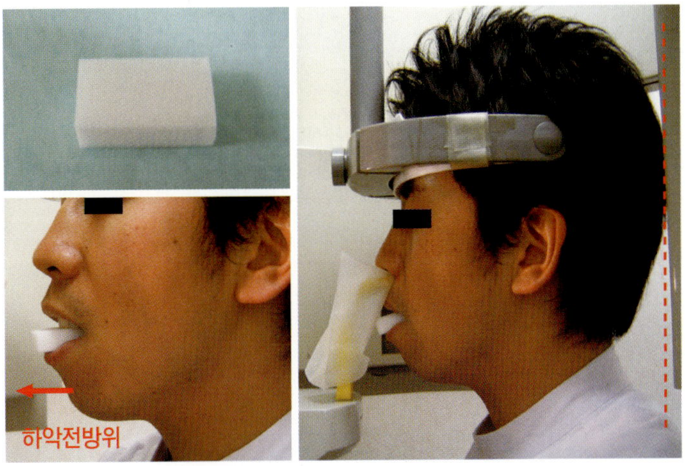

그림 4. 파노라마 방사선사진 촬영 시의 주의점.
바이트 블럭을 사용하여 하악 전방위 및 10mm 개구 상태로 위치시킨다. 목과 등이 일직선이 되도록 몸을 편다.

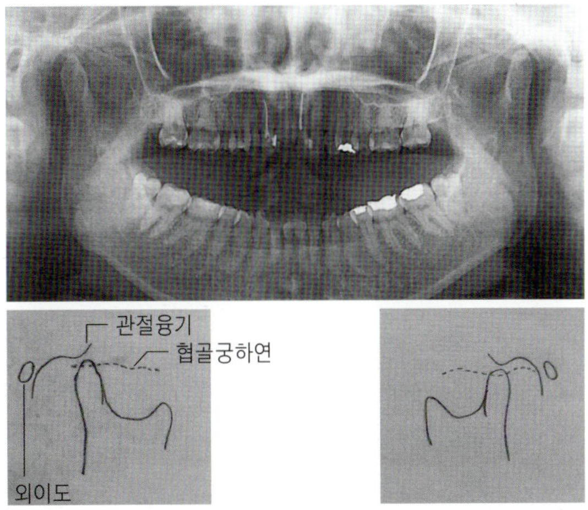

그림 5. 파노라마 방사선사진.
그림 4처럼 촬영하면 하악두는 전방활주하여 관절융기 하방에 위치하기 때문에, 협골궁과 중첩되지 않고 명료하게 관찰되며, 하악와, 관절융기의 관찰도 가능하다. 하지만 단층면이 하악두를 비스듬히 지나가게 되면서 정확한 형태를 반영하지는 못하는 것에 주의한다.

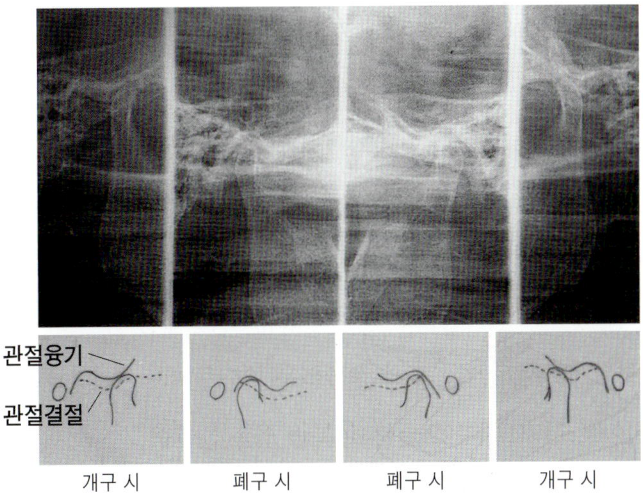

그림 6. 악관절 파노라마 4분할(개폐구).
그림 5와 같은 증례이지만, 하악두의 형태에 차이가 있는 것에 주목한다. 이 촬영법으로는 방사선의 입사 방향이 하악두의 장축 방향이기 때문에 거의 정확한 측면상을 얻을 수 있다. 하악두, 하악와, 관절융기의 형태, 골 변화를 관찰하기 위해 적합하다. 폐구 시에 있어서도 하악두와 협골궁이 중첩되는 일은 없다. 이런 영상을 통해 본 증례에서는 이상할 정도의 골 변화는 관찰되지 않는다.

4분할 촬영에서는 방사선은 하악두의 장축 방향으로 입사되면서 악관절부의 측면상을 얻을 수 있다(그림 6).

촬영 포인트: 중심위와 최대 개구위에서 촬영하는 것이 중요하다. 하지만 영상 소견만으로 '하악두의 활주가 불충분하다'고 판단하는 것은 성급하며 촬영 전에 최대 개구량을 확인하거나 촬영 시에 최대 개구를 재현시킬 필요가 있다.

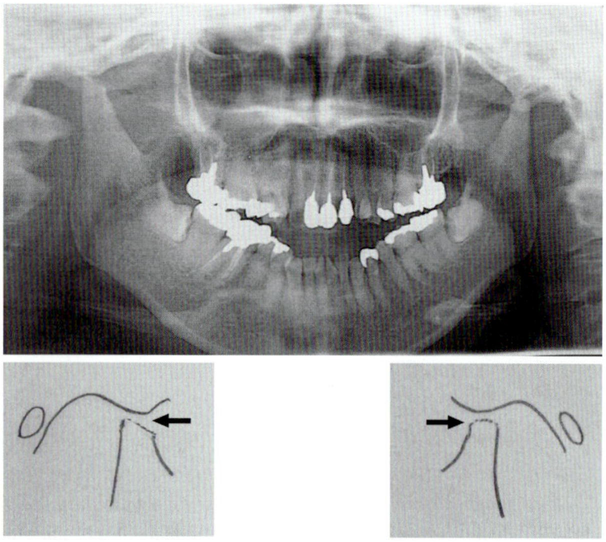

그림 7. 류마티스 관절염 환자의 파노라마 방사선사진.
임상적으로는 현저한 전치부의 개교를 보인다. 영상에서는 양측 하악 두정부의 피질골의 단열과 저명한 변형이 관찰된다(화살표). 골 흡수를 동반하는 하악두의 변형을 시사하는 소견이다. 병력과 영상 소견에서 류마티스 관절염을 동반하는 변형성 관절증으로 생각된다. 하악두의 흡수에 의해 하악이 전체적으로 후상방으로 회전하여, 전치부의 개교를 야기했다고 생각된다.

8 방사선사진의 Check point

이렇게 바르게 촬영해서 얻은 방사선사진에서 알 수 있는 것은 악관절부의 골 변화이다. 악관절의 정상 구조 및 형태가 유지되는지 아닌지를 판단하는 것이 방사선 검사의 목적이다(그림 7). 아래에 방사선사진의 check point를 표기한다.

① 하악두의 형태, 하악와~관절융기의 형태에 변형이 보이지는 않는가? 하악두는 왜소해져 있지 않은가? 역으로 너무 크지 않은가?

② 피질골에 단열이 보이는가? 골 흡수는 없는가?

①이 관찰되더라도 ②가 동반되지 않으면 그것은 이전에 생긴 어떤 원인에 의한 remodelling의 결과로 생각할 수도 있다. 역으로 ②가 현저하면 골 파괴를 동반하는 병변의 존재를 의심한다. 악관절장애에 있어서 통상 피질골의 단열이나 골 파괴에 의한 형태변화는 (변형성 악관절장애를 제외하면) 관찰되는 일이 없기 때문이다.

③ 교합 시 하악두는 하악와의 정상적인 위치에 있는가? 최대 개구 시 하악두는 관절융기의 직하까지 이동해 있는가?

바르게 최대 개구를 행하게 했다면 이 소견은 악관절의 전방활주운동을 평가할 때의 기준이 될 수 있다. 또한 방사선 검사에 있어서 '관절강의 협착이 보인다'는 평가를 보이기도 하는데, 연조직을 평가할 수 없으면 관절강의 평가는 불가능하다. 한편, 하악두가 하방에 위치하고 있거나 관절융기 직하 등 전방에 위치하고 있는 상이 확인되는 경우에는 악관절 내의 병변이나 하악두 후방의 병변 등에 의해 하악두가 전방으로 압배되어 있을 가능성을 생각해봐야 한다.

9 CT 검사

당연하지만 CT는 만능 검사법이 아니다. 뼈 등의 경조직의 평가에는 적절하지만 경조직의 평가가 악관절부의 진단에 어떤 의의를 가지는지를 잘 생각해서 시행한다.

(1) 의과용 CT

일반적으로 CT라고 하면 의과용 CT를 말한다. 악관절뿐만 아니라, 하악골이나 상악의 병변의 평가도 시행한다. 연조직 모드에서는 종양성 병변이나 농양 등의 염증성 질환, 양성 종양이나 낭포성 질환에 관한 검색이 가능하다. 악관절부에 관해서는 관절원판이나 활막, 관절강에 관한 소견을 얻는 것은 불가능하며 하악두나 하악와의 형태, 골 변화의 평가가 주된 목적이다.

(2) 치과용 Conebeam CT

치과의원에서 일반적인 치과용 CBCT는 아주 상세한 골 구조의 평가가 가능하다. 하지만 찍을 수 있는 범위가 좁기 때문에 악관절부의 평가에 사용할 때에는 검사가 진행된 후에 더욱 상세한 골 변화에 관한 소견을 구할 경우를 제외하고는 적절하지 않다. 악관절질환에 관한 높은 지식을 가진 전문의나 지도의 레벨의 진단의사가 아니라면 CT상의 적절한 평가가 어렵기 때문에 피폭을 줄이기 위해서라도 일반개업의가 악관절에 행하는 검사로서는 적절하지 않다. 적어도 첫번째로 선택될 수 없는 검사이다.

10 MRI 검사

CT를 포함한 방사선 검사는 방사선투과성이 비교적 낮은 경조직의 평가에는 적절하지만 방사선투과성이 높은 연조직의 평가에는 알맞지 않다. 그런 상황에서는 MRI 검사가 유용한 경우가 많다.

악관절장애의 진단에 있어서 관절원판의 위치와 성상, 관절원판 후방조직, 관절강이나 활막의 소견이 중요해지는데 이것은 어느 것도 방사선 검사로 평가하는 것은 불가능하고, MRI가 적합하다(그림 8, 9). MRI에서 골과 같은 경조직은 저신호 혹은 무신호 음영상으로 표현되기에 골 파괴나 변형 등의 경조직의 변화에 관한 평가에는 적합하지 않다. 이 점을 제외하고는 악관절에 관해 얻을 수 있는 정보는 방사선사진이나 CT보다 많고, 유용한 검사라 할 수 있다. 하지만 그 판독에는 적절한 지식과 숙련도가 필요하다.

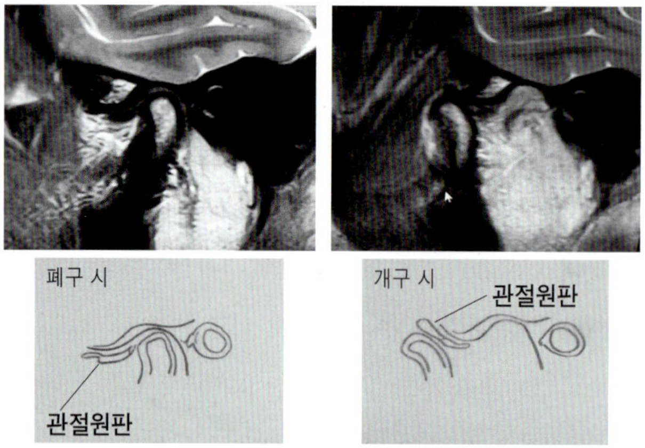

그림 8. 정복성 관절원판 전방전위(MRI T1 강조영상).
명백한 골 변화는 확인되지 않는다. 폐구 시에 있어서 변형된 관절원판은 하악두의 전방에 위치하고 있는데, 개구 시에는 관절원판의 정복이 보인다. 이러한 증례에서는 임상 증상으로서 개구 시의 관절잡음(click)이 생긴 경우가 많다.

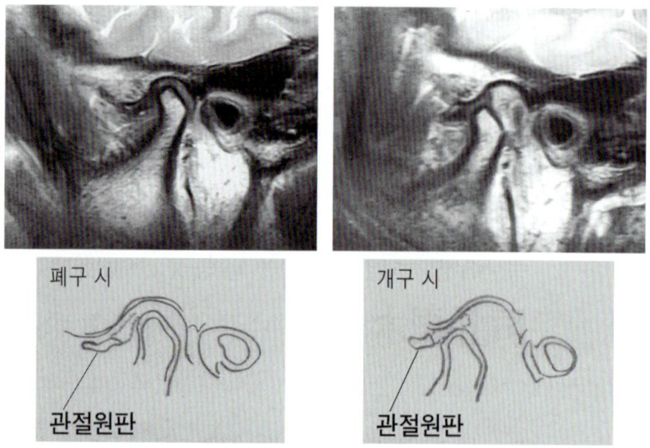

그림 9. 비정복성 관절원판 전방전위(MRI T1 강조영상).
명백한 골 변화는 관찰되지 않는다. 폐구 시에 있어서 관절원판은 하악두의 전방에 위치하고 있음이 확인된다. 관절원판은 변형되어 있고, 개구 시에 있어서도 정복은 보이지 않는다. 관절잡음(click) 기왕력이 있는 개구장애(closed lock)의 전형적인 영상이다.

11 악관절강 조영

상하의 관절강 내에 직접 조영제를 주입하여 단층촬영 혹은 조사 영역을 좁힌 CT촬영을 시행하는 방법이다. 악관절의 MRI 검사가 확립되기 이전에는 관절원판의 위치나 형태를 평가할 수 있는 거의 유일한 검사 방법이었다. MRI가 보급된 요즘에는 특수한 상황을 제외하면 실시하는 경우가 적지만, 관절강 내의 섬유성 유착, 관절원판의 천공이나 단열, 관절강 내의 유리체 검사 등 그 특성을 활용한 적응을 생각하면 아주 유효한 검사 방법이다.

12 병태별 악관절장애의 검사와 진단

악관절장애의 진단에 있어서 영상 검사의 의의는 '악관절장애를 찾아낸다'가 아니라, '악관절장애의 병태를 확인한다'는 것이다. 악관절장애의 임상 진단을 내린 다음 그 병태를 확인하는 의미가 크다.

임상에 있어서는 악관절장애로 진단하고 병태 분류를 했다라고 하더라도, 그것이 정말 타당한지 의문이 남는 경우가 있다. 영상 진단에 의해 그 임상 진단이 부정되고, 다른 악관절 관련 질환이 판명되는 경우도 당연히 생길 수 있다.

위에 서술한 각 검사 방법의 특징을 고려하여, 병태에 따른 악관절장애의 검사와 진단을 표 2에 제시하였다. 현실에는 이런 기준만으로 악관절장애의 진단이 완전히 가능하지 않다. 위에 해당되지 않는 경우나 복수의 병태가 섞여 있는 경우도 많아, 진단이 어려운 경우에는 큰 의료기관으로 빨리 의뢰하는 것도 중요하다.

표 2. 병태별 악관절장애의 검사와 진단

저작근통장애(I형)	문진, 촉진, 구강 검사(개구량 측정 포함)로 진단(영상 검사로는 찾기 어려움)한다. 방사선 소견, MRI 소견에 의해, 다른 악관절질환이 제외되어 있어야 한다. 저작근통, 혹은 저작근통에 의한 기능장애가 주증상이며, 저작근의 기시부, 정지부, 근복의 압통과 기능 시 통증에 대해 확인한다(그림 10).
악관절통장애(II형)	문진, 촉진, 구강 검사(개구량 측정 포함)로 진단한다. 방사선 소견, MRI 소견에 의해 다른 악관절질환이 제외되어 있어야 한다. 가역적인 외상성 병변이 주증상이다. 악안면 영역의 타박과 같은 외래성 외상과 교합성 외상이나 bruxism에 의해 유발되는 내재성 외상이 있다. 활막염이 현저한 경우에도 생길 수 있다. 진단의 포인트는 변형성 악관절장애나 악관절원판장애가 원인이 아닌, 관절낭이나 관절인대, 관절원판부착부의 통증이다. 영상 진단에 의해 변형성 악관절장애와 악관절원판장애가 제외된 경우에 해당된다(그림 11).
악관절원판장애(III형)	문진, 촉진, 구강 검사(개구량 측정 포함), 관절잡음(click) 또는 그 기왕력이 있는 경우에 진단한다. MRI 소견에 의해 확진할 수 있다(그림 8, 9). 개구 시, 폐구 시, 혹은 그 양쪽 다에서 관절잡음이 확인되는 경우: 정복성의 관절원판 전방전위의 가능성이 높다. 확인되지 않는 경우: 관절잡음의 기왕력이 있고 개구장애가 확인된다면 비정복성 관절원판 전방전위에 의한 closed lock의 가능성이 높다.
변형성 악관절장애(IV형)	방사선사진과 CT로 진단 가능하다. MRI는 참고만 한다. 운동 시의 악관절통과 개구장애를 동반한다. 대신 영상 소견만으로 임상 증상이 동반되지 않는 경우에는 변형성 악관절장애로 진단하지 않는다. 방사선 소견, MRI 소견에 의해 다른 악관절질환이 제외되어야 한다.

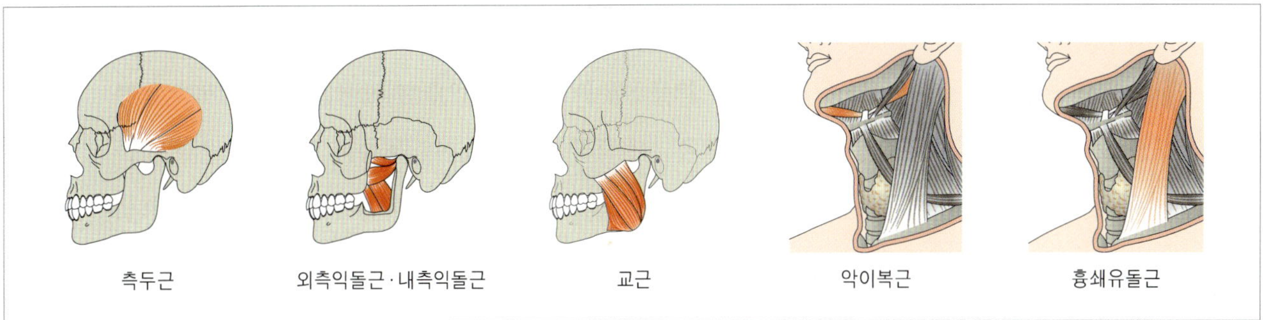

그림 10. 저작근통장애(I형)의 증상 발현 부위.

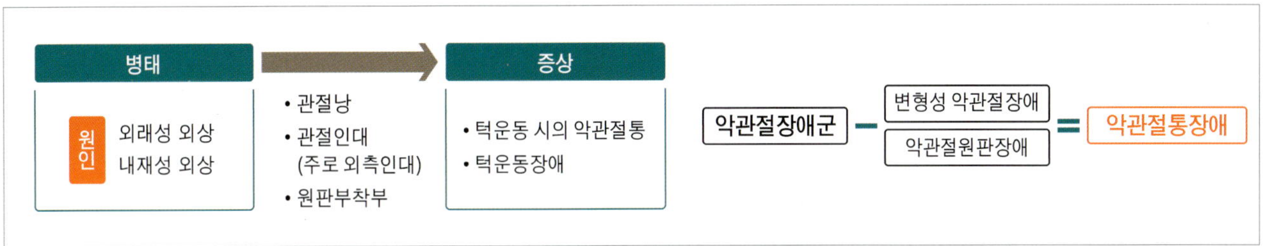

그림 11. 악관절통장애(II형)의 병태와 증상.

참고문헌

1) 日本顎関節学会 編. 新編 顎関節症. 永末書店, 2013.
2) 山本浩嗣, 小林　馨 編. 歯科放射線の臨床診断：画像診断と病理概説. 永末書店, 1991.
3) Helms CA著, 伊藤勝陽 監訳. 骨関節画像診断入門 第3版. エルゼビア・ジャパン, 2005.
4) 福田国彦, 杉本英治, 上谷雅孝, 江原　茂 編. 関節のMRI 第2版. メディカル・サイエンス・インターナショナル, 2007.

COLUMN 3

악관절의 하악두 전방활주운동을 효과적으로 유도하는 개구훈련기

Yoshitake Hiroyuki 儀武啓幸

악관절은 단순히 하악두가 회전운동만 하는 '접번관절'이 아니다. 하악두가 하악와에서 관절융기의 전하방까지 전방활주하면서 회전을 하는 '접번·활주관절'이다. 이에 의해 복잡한 저작운동이 가능해지고 또한 무리 없이 입을 크게 벌릴 수 있다.

시점을 바꿔보면 이 하악두의 전방활주운동이 방해되는 상황이 발생하면 개구장애라는 증상으로 나타나게 된다. Closed lock이나 악관절강직증 등도 원인은 다르지만 하악두의 전방활주운동이 불가능해지면서 개구장애가 생긴다는 점은 같다. 따라서 개구장애에 대한 재활운동으로 시행한 개구훈련은 강제 개구에 의한 접번운동의 확대만으로는 불충분하다고 생각할 수 있다.

하지만 접번운동뿐만 아니라 전방활주운동까지 개구훈련에 요구하면 수기가 복잡해져 환자가 이해하기 힘들다. 적절한 지도를 시행하는 것도 쉽지 않아, 환자와 의료인 모두 훈련의 실시와 지속이 곤란해지는 일이 예상된다.

이것을 보조할 목적으로 개구훈련기를 사용 중이지만, 종래의 개구훈련기로는 그 구조의 불완전함 때문에 특정한 치아에 부하가 집중되거나, 악관절의 전방활주운동과 접번운동을 균형 있게 효과적으로 유도할 기능을 가지고 있지 않은 등 재활효과가 한정적이어서 임상적으로 만족하지 못했다(그림 1). 또한 고가의 고기능 수입 개구훈련기 역시 악관절의 활주운동을 적극적으로 유도하면서 접번운동을 연속적으로 유도할 수 있는 기능을 가진 것은 없었다.

이런 문제를 해결하여 간단히 사용할 수 있는 개구훈련기를 만들기 위해 연구개발을 행해온 결과, 임상에서 충분한 기능을 가진 신형 개구훈련기를 실용화하였다(그림 2, 특허 제6080532호: 개구훈련기, 국제특허출원 중). 이 개구훈련기는 하악두의 전방활주운동을 적극적으로 유도하면서 하악두전방위에서 연속되는 최대 개구운동을 생리적인 개구로에 적합시켜 유도하는 것이 가능하다(그림 3-1~3-5). 이 일련의 동작을 간단한 조작에 의해 끊임없이 시행할 수 있어서 각각의 환자 상태에 맞춰 조절이 가능하다. 또한 특정 치아에 응력이 집중되지 않으므로 치아의 동요나 동통 등의 부작용이 잘 생기지 않는다(그림 4).

이상의 특징으로 본 개구훈련기를 사용하여 종래에 비해 효과적인 악관절의 재활운동을 시행할

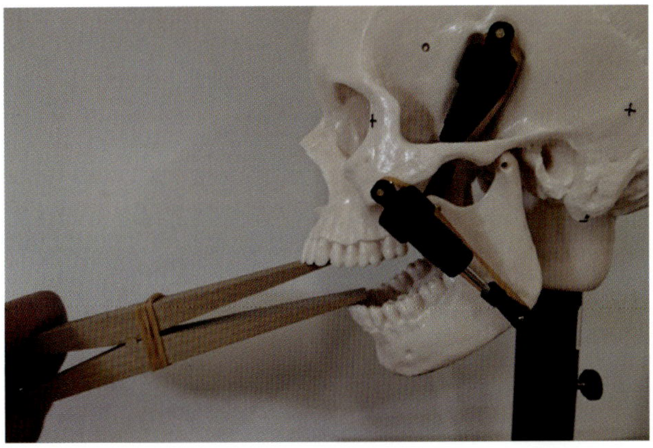

그림 1. 기존 목제 개구훈련기. 기본적으로 악관절의 접번운동밖에 유도하지 못한다. 소수의 치아에 부하가 집중되는 문제점이 있다.

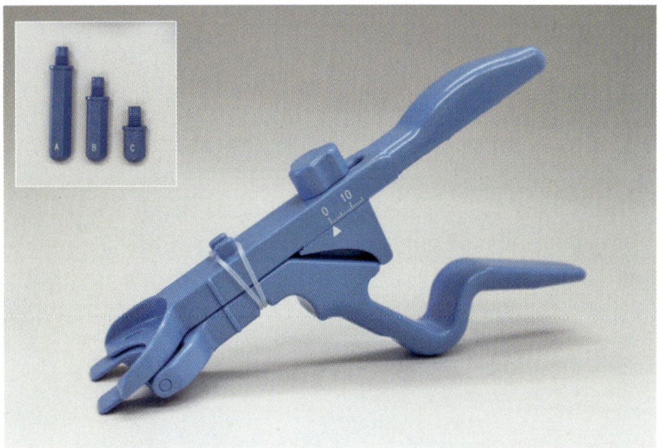

그림 2. Yasec 개구훈련기. 악관절의 전방활주운동과 전번운동의 유도가 가능하다. 환자의 상태에 맞춰서 유도량을 조절할 수 있다 (제조판매원 : 山科精器, 가격: 12,500엔).

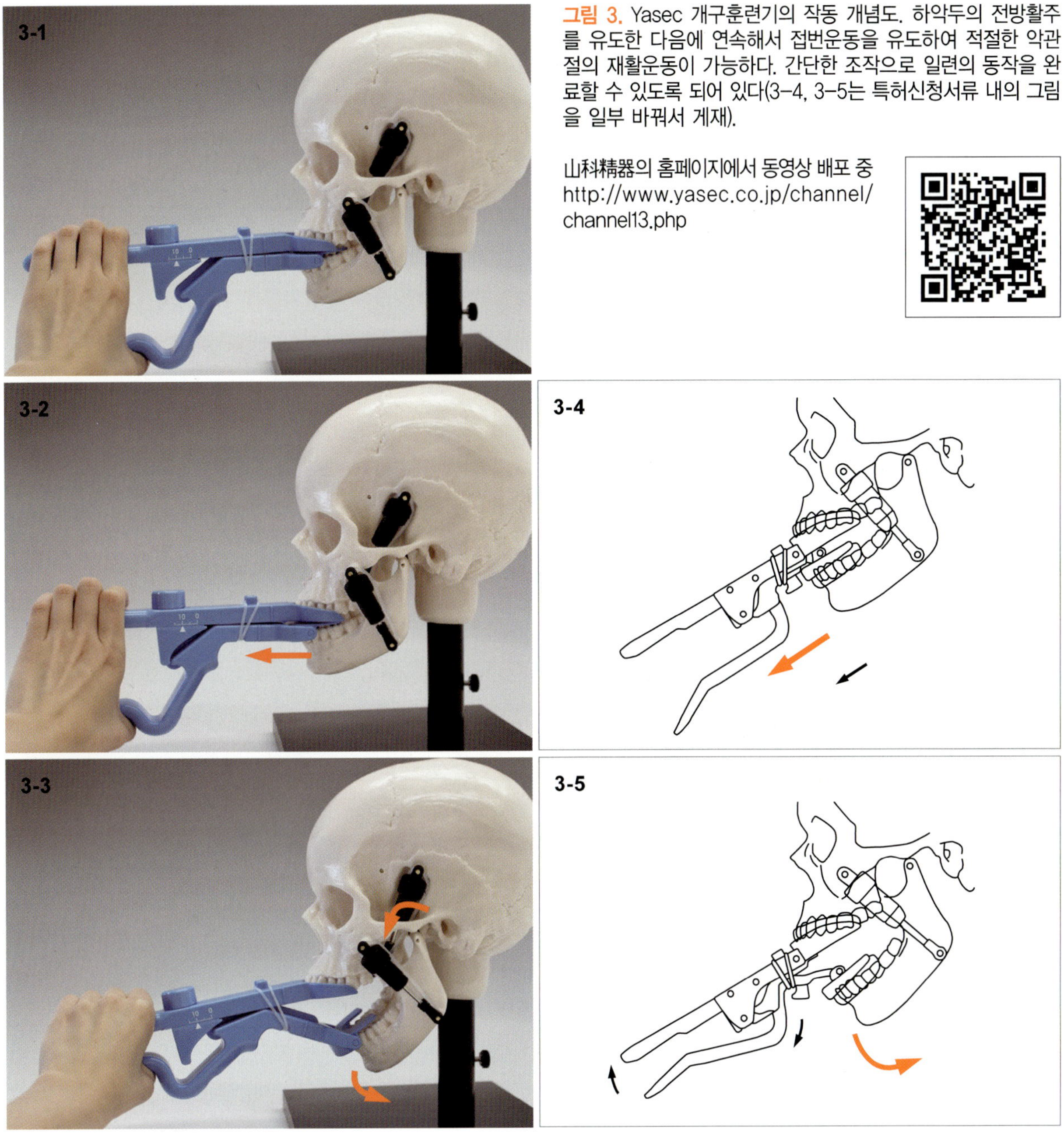

그림 3. Yasec 개구훈련기의 작동 개념도. 하악두의 전방활주를 유도한 다음에 연속해서 접번운동을 유도하여 적절한 악관절의 재활운동이 가능하다. 간단한 조작으로 일련의 동작을 완료할 수 있도록 되어 있다(3-4, 3-5는 특허신청서류 내의 그림을 일부 바꿔서 게재).

山科精器의 홈페이지에서 동영상 배포 중
http://www.yasec.co.jp/channel/channel13.php

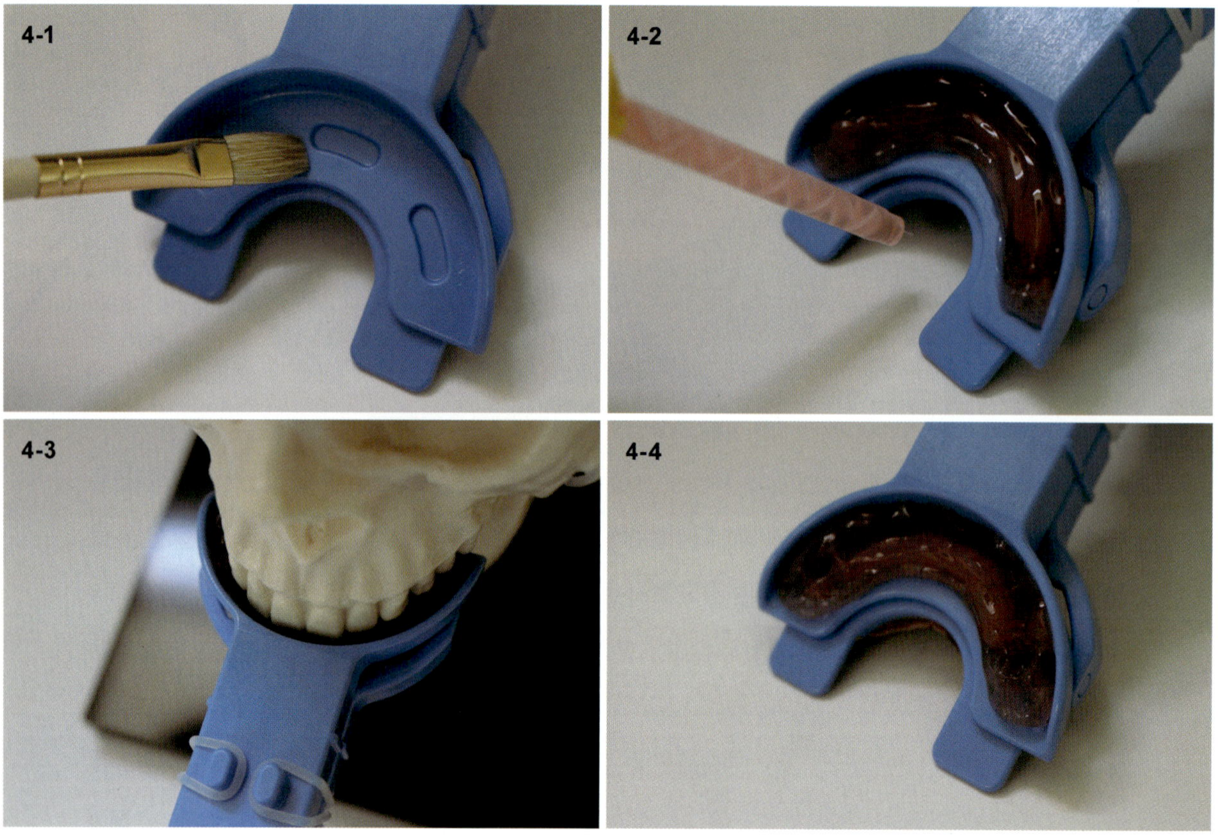

그림 4. 확실히 하악을 전방으로 견인할 수 있도록 트레이 부위에 의치용의 실리콘 이장재를 치열에 적합시킨다. 치열 전체로 부하를 분산시켜 치아에 가해지는 피해를 막는 의미도 있다. 4-1: 프라이머 도포, 4-2: 이장재축성, 4-3, 4-4: 치열로의 적합.

수 있게 되었다. 또한 동시 개발한 신형의 개구도측정기를 사용하여 개구량을 간단하게 측정할 수 있고, 개폐구에 동반하는 하악 측방편위량(개폐구로의 편위)나 하악의 전방활주량의 계측도 가능하다. 이로 인해 복잡한 고가의 턱운동계측장치에 의지하지 않더라도 간편하게 턱운동평가를 할 수 있게 되었다(그림 5, 국내·국제특허출원 중).

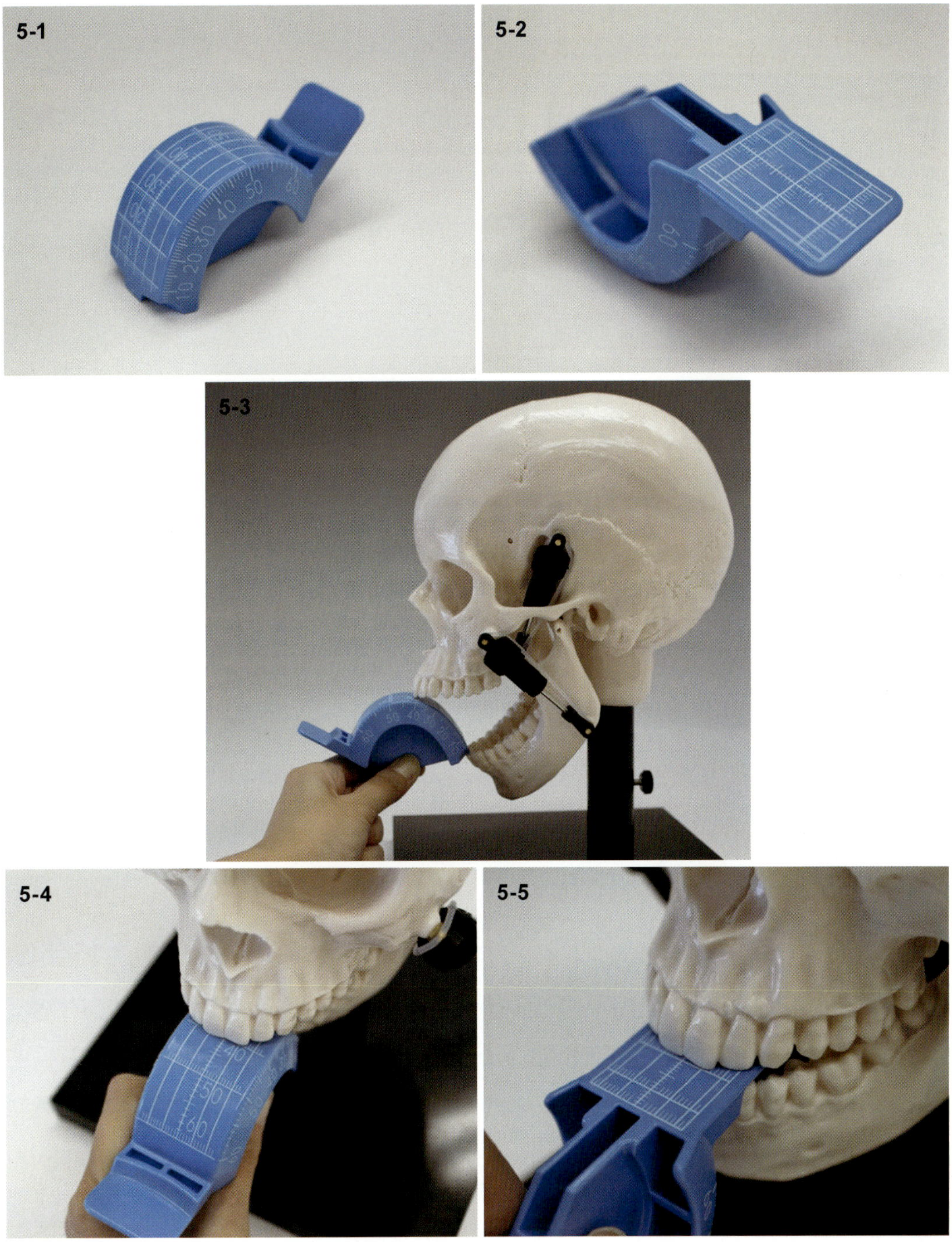

그림 5. Yasec 개구도측정기(5–1, 5–2). 하악 전치절연을 시작점으로 하여 상하 절치 간 거리를 측정하여 개구량을 평가한다(5–3). 개폐구에 동반하는 하악의 편위를 계측할 수 있어 개폐구로의 편위를 평가할 수 있다(5–4). 뒷면을 사용하여 하악의 전방·측방운동량을 계측할 수 있다(5–5: 제조판매원: 山科精器, 가격: 10,000엔).

CHAPTER IV_3

재활운동치료를 행해야 하는 증례의 진단

Kino Koji 木野孔司

1 제외진단의 필요성

현재 세계적으로는 DC/TMD(diagnostic criteria for temporomandibular disorders)에 의한 악관절장애의 병태 분류가 제창되고 있다.[1] 본래라면 그 병태 분류에 따른 치료법이 적용되어야 하지만 아쉽게도 각 병태에 맞춘 치료법이 제안되어 있지 않다. 또한 일본악관절학회에서도 이전부터 일본 독자적인 병태는 분류되어 있지만 치료법의 제시는 되어 있지 않다.

그리하여 이 책에서는 악관절장애의 병태 분류에 그다지 의거하지 않은 치료법으로서의 재활운동을 제안하고 있다. 동경의과치과대학 제1구강외과 및 악관절치료부에서 시행해온 재활운동은 아주 단순한 방법이라 병태에 맞춰서 세세하게 변경할 필요가 없다. 따라서 만약 병태 진단이 확정되지 않더라도 악관절장애라면 실시 가능하기 때문에 환자 스스로 실시하는 게 어렵지 않다.

하지만 이 방법은 어디까지나 악관절장애에 대해 시행하는 것으로 외상이나 염증의 상황에서도 그대로 적용할 수 있는 것은 아니다. 그러므로 적어도 악관절장애 이외의 질환이 아니라는 진단이 필요하다. 일본악관절학회에서는 악관절장애로 확진하기 위한 제외진단을 시행하도록 제안하고 있다.

2 악관절장애 이외의 질환을 의심해야 하는 증상

'악관절장애가 아니다'라고 진단하는 것이 제외진단이지만, 실은 제외할 질환의 수는 제법 많다. 악관절장애전문의라도 제외해야 할 모든 질환에 대한 지식이 있다고 잘라 말하기는 쉽지 않을 것이다. 다행인 것은 악관절이나 저작근의 통증 및 기능장애를 호소하여 일반개업치과의원에서 수진받는 환자의 대다수는 악관절장애이기 때문에 오진에 의해 이후의 치료에 실패했다는 사례의 보고를 들은 적은 없으나, 이후에도 오진이 생기지 않는다고 단언할 수는 없다. 악관절장애로 오진하지 않기 위해서 악관절장애 이외의 질환을 의심해야 할 임상 증상을 아래에 제시한다(그림 1).

자발통	악관절장애에 의한 자발통은 통상적으로 수일 내에 소실된다. 1주간 이상 지속되는 경우 다른 질환을 의심한다.
종창·열감	악관절장애는 '염증'의 증상이 출현하는 경우는 없기 때문에 외견상으로 드러나 보이는 종창이 있다면 다른 질환을 의심한다.

그림 1. 악관절장애 이외의 질환을 의심하는 임상 증상.

(1) 자발통

앞에 이야기했듯이 악관절장애에 의한 자발통은 만약 급성기에 생겼다고 하여도 수일 만에 사라진다. 증상 발생부터 1주일이 경과하여도 자발통이 지속되는 것이라면 악관절장애 이외의 문제를 찾아야 될 것이다. 특히 박동성의 자발통이 적기 때문에 환자가 강한 박동성 동통을 호소하는 경우에는 다른 질환을 의심해야 한다.

(2) 종창

악관절장애는 염증으로서의 측면은 아주 적으며, 악관절이나 저작근이 동통에 과민화되어 있다. 그러므로 염증산물이 저류하는 등, 통상의 염증 시에 발현하는 종창은 보이지 않는다. 환자 자신은 '부은 것 같다'라고 호소하는 경우가 많지만, 이 종창감은 근이나 관절 혹은 주위 조직의 긴장에서 림프 흐름(lymphatic flow)이 막히는 것이 원인이 되어 있는 경우가 대부분으로 객관적으로 인정할 정도의 붓기가 출현하는 경우는 없다. 따라서 만약 명백한 종창이 보이는 경우 악관절장애가 아니다.

(3) 열감

열감에 대해서도 마찬가지로 악관절장애에서는 염증이 생기지 않기 때문에 환부가 발열하는 일은 없다. 환측과 건측에 술자가 양손을 대어 열감이 있다면 악관절장애가 아니다.

3 악관절장애로 헷갈리기 쉬운 질환

지금까지의 악관절장애 치료부에서의 외래진료에 있어서 악관절장애와 헷갈리기 쉬운 빈도가 높은 질환에 대해 대표적인 것을 소개한다(그림 2).

(1) 지치주위염

악관절장애와 틀리기 쉬운 가장 빈도가 높은 질환이다. 환자는 협부의 동통을 호소하는 경우가 있어 악관절장애의 교근통과 헷갈린다. 만성으로 경과된 증례에서는 자발통이나 종창이 명확하지

지치주위염	가장 틀리는 빈도가 높다. 지치주위치은의 압통, 악하림프절의 압통으로 감별한다.
근첨성 치주염·치수염	자발통, 치아의 타진통, 악하림프절의 종대나 압통, 방사선 소견으로 감별한다.
관절돌기 골절	단순방사선 촬영으로는 판정할 수 없는 경우도 문진(외상의 확인), 하악골을 눌러서 동통이 발생하는지 등으로 감별한다.

그림 2. 악관절장애와 헷갈리기 쉬운 질환.

않은 경우가 있다. 지치주위치은의 압통, 악하림프절의 압통의 존재가 감별점이 된다.

(2) 근첨성 치주염과 치수염

지치주위염 다음으로 많다. 둘 다 내측익돌근이나 교근의 근통을 일으키는 경우가 있다. 자발통, 치아의 타진통, 악하림프절 종대나 압통, 방사선 소견으로 감별한다.

(3) 관절돌기 골절

상기의 치과질환과는 달리, 악관절질환으로 빈도가 높은 것은 악관절의 관절돌기 골절이다. 골절선이 명확하지 않은 약목 골절에서는 단순방사선영상으로는 판정할 수 없는 경우가 있다. 하지만 꼭 외상의 계기가 있을 것이며 문진으로 그것을 확인할 수 있었다면 건측 하악 골체부를 환부로 눌러 하악골에 응력을 걸면 골절부 골막에 동통이 출현하므로 감별할 수 있다.

(4) 기타 병태

Ⅳ장 1과 2에 설명했듯이 그 외의 감별할 질환은 상기질환보다 극단적으로 빈도가 낮지만 다수 존재한다. 주의 깊게 진찰하여 2주간 정도의 치료 경과로 증상 개선이 보이지 않는 경우에는 전문의에게 소개하는 등의 구체적 대처법을 사전에 정해두면 환자의 불안을 줄여줄 수 있고 오진에 의한 문제도 회피 가능하다.

4 판단기준은 하악두 전방활주의 유무

여기까지 서술한 것처럼 악관절장애에 관한 제외진단을 시행한 다음 재활운동을 시행해야 하는 악관절장애의 증상에 대해서 환자에게 설명한다. 앞에서 서술한 것처럼 재활운동은 악관절장애의 증형 또는 병형에 기준해서 실시할지 말지를 정하는 게 아니라 증상에 맞춰서 판단한다. 즉 판단의 기준은 하악두의 전방활주의 유무뿐이다.

악관절원판장애(비정복성) 혹은 저작근의 신전불량과 같은 병태에 의해 하악두의 전방활주가 저해되고 있다면 강력한 관절가동화훈련을 실시한다. 이것은 저작근의 신전훈련이기도 하다.

또한 click과 동통을 동반하는 정복성 관절원판장애(전방전위)나, 관절원판 전위를 동반하지 않는 악관절통장애, 저작근의 신전이 비교적 양호한 저작근통장애와 같이, 하악두의 전방활주가 꽤 크다고 판단할 수 있는 경우에는 아프더라도 크게 입을 벌린 채로 유지시키는 개구유지훈련을 시킨다. 이렇게 2종류의 재활운동은 담당의가 촉진에 의해 평가하는 하악두의 전방활주의 유무만이 결정의 요인이다.

참고문헌

1) Ohrbach R, ed. Diagnostic criteria for temporomandibular disorders: Assessment instruments. Version 2016. 顎関節症の診断基準（DC/TMD）：評価インストゥルメント（日本語版）Version 29 June 2016. 矢谷博文, 有馬太郎, 石垣尚一, 築山能大 訳. https://ubwp.buffalo.edu/rdc-tmdinternational/wp-content/uploads/sites/58/2017/01/DC-TMD-Japanese-Assessment-Instruments_2016_06_11b492.pdf

CHAPTER IV_4

TCH의 조절

Kino Koji 木野孔司

1 습관역전법에 의한 TCH의 조절

Ⅳ장 1에도 이야기했듯이 TCH(tooth contacting habit: 상하치열접촉벽)는 악관절장애 발현의 기여 인자이기 때문에 검사에 의해 TCH가 있다고 판단된 환자는 재활운동과 병행하여 TCH의 조절도 시행한다.

TCH의 조절[1]방법은 꽤 널리 알려지긴 했으나 '지도했으나, 증상의 개선이 생각보다 없습니다'라는 보고를 포함한 소개장을 환자가 지참하는 일도 있다. 그러한 환자를 진찰하다가 알게 되는 것은 ① 붙이는 종이(post-it)의 수가 적다, ② 붙인 종이를 인지했을 때의 탈력(힘을 빼는 것)이 불충분하여 TCH에서 벗어나지 못하고 있다는 것이다. TCH 조절에 관한 상세는 저자들이 이전에 발행한 서적[1]에서 확인하고, 이번에는 운동성 틱이나 말더듬증의 시정의 효과가 보고되어 있는 습관역전법의 원칙부터 설명한다.

습관역전법에서는 의식화훈련, 경합반응훈련, 사회적 지지, 동기부여의 4항목이 치료 요소로 알려져 있다. 의식화훈련이란 문제행동이 생긴 경우에 환자가 인지하기 위한 훈련이고, 경합반응훈련이란 문제행동이 생겼을 때 그 행동과는 양립할 수 없는 다른 행동을 시행하는 훈련이다. 사회적 지지란 문제행동이 생기지 않았을 때나 경합반응운동과 치환된 경우 가족 등이 환자를 칭찬하여 격려하는 것이다. 또한 동기부여는 치료자가 문제행동의 위해성이나 언제 생기는지 등을 설명하여 환자가 경합반응훈련을 좀 더 많이 반복할 수 있도록 하는 방법이다.

실제로 이런 치료 요소를 TCH 조절에 도입하는 데 있어 틱이나 말더듬증과 달리 가족은 '위아래 치아가 접촉하고 있는가'를 알 수 없기 때문에 사회적 지지 부분은 포기하였다. 다음으로 TCH 때문에 생길 수 있는 각종 증상의 발생 기전을 설명하는 것이 그대로 동기부여가 되는 것이므로 가장 먼저 이것을 시행해야 한다고 생각하였다. 의식화훈련에 대해서는 '치아가 접촉하고 있다'는 것을 인지하게 하는 방법으로 이전 미국에서 소개받은 'post-it 방법'을 사용하기로 하였다. 또한 경합반응훈련으로서 '치아가 접촉하고 있다'를 인지한 순간에 그 반대 행동인 '치아를 떨어뜨린다'란 행동을 행하면 될 것으로 생각하였다.

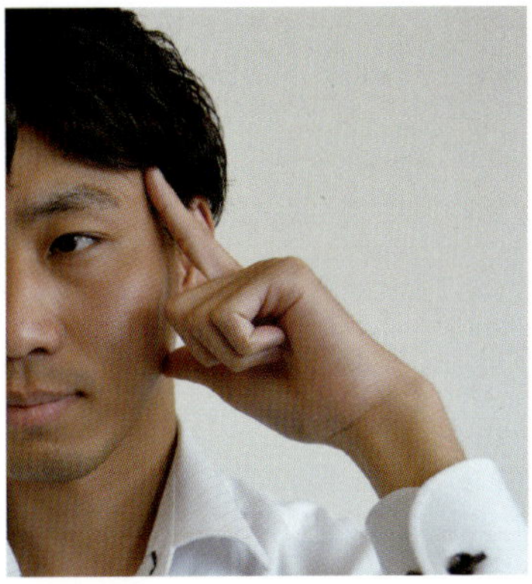

그림 1. 동기부여 방법.
환자에게 자신의 상하 치아를 접촉시키는 것만으로 교근이나 측두근이 긴장한다는 것을 손가락으로 느껴보게 한다.

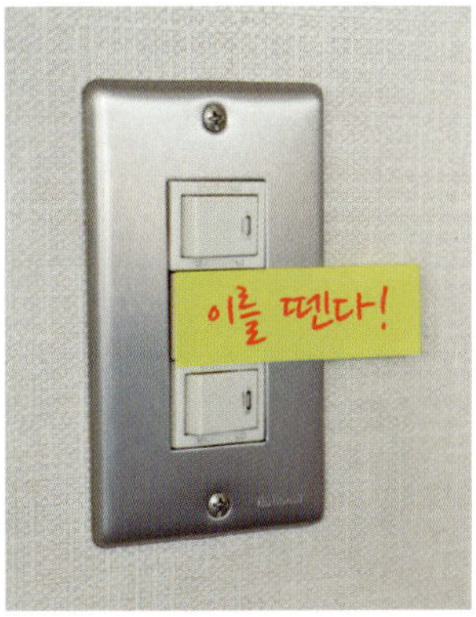

그림 2. 의식화훈련.
집안에 '이를 뗀다' 등을 적은 종이를 10장 이상 붙이게 한다.

하지만 실제로 환자에게 이것을 시행시켜 보면 몇 가지 문제가 떠올라 그 대책을 그때마다 생각해야 할 필요가 있었다. 이 수정에 거의 3년을 써서 최종적으로 정리된 방법이 아래에 서술하는 방법이다.

2 동기부여

우선 환자에게 대화나 식사 등에 필요한 상하 치아의 접촉은 하루에 다 더해보더라도 20분이 조금 안 되는 정도임[2]을 설명한다. 다음으로 상하 치아를 접촉시켜 교근이나 측두근이 긴장됨을 환자 자신의 손가락으로 느끼게 한다(그림 1). 이 단계에서 '치아를 계속적으로 접촉시키면 근활동이 지속된다'는 것을 인식할 수 있을 것이다. 그렇게 되면 '치아를 지속적으로 닿게 한다'는 것이 악관절이나 저작근에 과잉부하를 걸어, 문제가 생긴다는 설명도 납득할 수 있다. 납득하고 나면 '이것을 고치자'는 마음이 생긴다. 즉, 행동 변화의 동기부여가 생기는 것이다.

3 의식화훈련

동기부여가 되고 치아를 접촉시키는 습관을 고치려고 하는 마음이 생겼다면 집안에 10장 이상의 post-it을 붙이도록 한다(그림 2). Post-it은 같은 색으로 하고, '치아를 뗀다', '릴랙스' 등과 같은 말을 적어둔다. 훈련을 시작한 초반엔 종이 수를 지정하지 않았어도 점차 장수를 늘려서 다음에 설명할 경합반응행동의 횟수를 많이 늘리는 것이 악습관에서 빨리 탈출할 수 있다는 것으로 판명되어 이후엔 '최소 10장은 붙여주세요'라고 지도하고 있다. 또한 훈련 개시부터 2주 정도 경과하면 post-it이 있는 것에 익숙해져 잘 안 보이게 되므로 그렇게 되면 종이의 색을 바꾸도록 지도

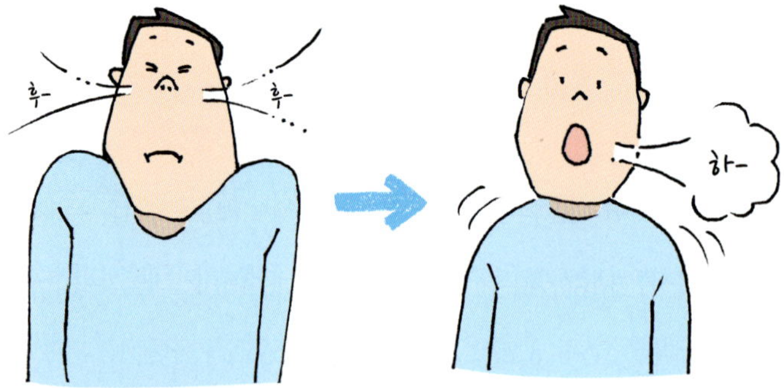

그림 3. **경합반응훈련.**
종이를 보면 크게 숨을 들이마시면서 어깨를 들어올리고, 그 후에 어깨를 내리면서 개구하고 숨을 내뱉는다. 힘 빼는 느낌을 확실히 느끼도록 시행한다.

한다. 또한 컴퓨터 작업이 많은 직장에서는 작업 중에 치아를 접촉시키고 있는 경우가 많기에, 책상 주위나 서랍 안, 서류폴더 등의 표지 등의 작업환경에서도 post-it을 인지하는 방법을 지시하면 효과적이다.

4 경합반응훈련

'이를 뗀다'고 쓴 종이를 본 순간에 경합반응행동인 '입을 벌린다'고 하는 동작을 시행하는데, 개폐구에서의 저작근의 긴장과 이완의 차이가 적어, 개구만으로 힘을 빼는 느낌을 느끼기 힘들다. 그러므로 입을 벌리기 전에 크게 숨을 들이켜 동시에 어깨를 들어올려, 그 후에 어깨를 내리면서 개구하면서 숨을 내쉬는 방법으로 바꾸기로 하였다(그림 3). 이 동작에 의해 어깨에 힘을 빼면서 저작근도 함께 편해지고 힘 빼는 느낌을 크게 할 수가 있다. 또한 구개 등에 닿아 있는 혀도 힘을 빼게 하기 위해 약간 크게 입을 벌려 '아' 하는 소리를 내도록 지도한다.

한동안 이 훈련을 계속하면, 종이를 보게 된 순간에 힘을 빼는 동작이 자동적으로 생기게 된다(시각자극을 통한 조건반사의 형성). 그리고 그 때쯤에는 치아의 접촉을 스스로 인지하게 된다. 그 후 종이 및 치아의 접촉을 스스로 인지하고 힘을 빼게 되면 서서히 치아의 접촉에서 인지까지의 시간이 짧아져, 결국은 치아의 접촉을 깨닫기 전에 무의식적으로 떨어뜨리게 된다. 이것은 처음에 작성한 시각자극부터의 조건반사가 치아의 접촉자극에서의 조건반사로 치환된 것이다. 이렇게 TCH를 조절할 수 있게 된다.

초반에 이야기한 TCH를 조절하지 못한 환자의 대부분에 공통되는 요인이 '집안 여러 군데에 붙이는 것에 심리적 저항이 있다', '가족들이 종이를 떼버린다' 등의 이유로 붙인 종이가 5장 미만이었다. 또한 힘 빼는 느낌을 크게 하기 위해 어깨의 움직임도 더하고 있는 것이지만 '동작이 과해서 부끄러워서 못하겠다' 등의 이유로 TCH의 조절을 효과적으로 진행하지 못하는 것으로 보인다.

습관역전법에 기반을 둔 행동요법이 신체를 다치게 하는 것은 아니지만, 대외적으로 불리한 입장에 서게 되거나 불이익을 입을 수 있는 경우가 있는 습관의 시정에 응용된 것이 아니라, 신체질환의 치료에 이용된 예는 지금까지 없었던 모양이다. 그것이 환자나 치과의사에게 기이한 치료법으로 보이고 널리 알려지지 않는 이유가 된 것 같다. 하지만 이 방법은 부작용이 적고 가역적이며 질환의 치료에 이상적인 방법이므로 꼭 습득해주길 바란다.

5 TCH 조절을 재활운동과 병행하여 시행하는 의의

저자들은 TCH라고 하는 병인을 발견하기 전부터 현재만큼은 아니지만 나름 강력한 관절가동화훈련을 악관절장애의 치료에 넣어왔다. 그것에 의해 동통과 기능장애에서 해방된 환자도 많이 있었지만 '악관절장애는 재발하기 쉽고 만성화되는 일이 많다'고 하는 당시의 일반적인 인식을 고치지는 못하였다. 지금 생각해보면 중대한 병인인 TCH를 조절하지 않았기 때문에 어떤 계기로든 '치아의 접촉시간'이 길어지면 재발은 당연한 것이었다. 이러한 경험에서 TCH 조절 지도를 병행해서 시행하게 되었다. 그 결과 환자 자신이 TCH 시간이 길어지는 것을 체크할 수 있게 되어 재발률이 급격히 줄었다.

참고문헌

1) 木野孔司 編著. TCHのコントロールで治す顎関節症 第2版. 医歯薬出版, 2015.
2) Graf H. Bruxism. *Dent Clin North Am*. 1969; **13**: 659-665.

CHAPTER IV_5

악관절장애의 Splint 치료

Haketa Tadasu 羽毛田 匡

1 Splint 개요

Splint는 상악 혹은 하악 치열교합면을 전체적 혹은 부분적으로 피복하도록 제작·조정된 가철식 구강 내 장치로, biteplate, biteplane 등으로도 불린다. 재질은 가열 혹은 상온중합레진제로 단단한 것(hard), acryl plate를 연화, 진공흡입하여 제작한 단단하거나(hard) 부드러운 것(soft), 또한 금속제로 된 것도 있어, 목적이나 작용에 맞춰 선택한다.

Splint의 작용은 교합관계를 변화시켜 교합력을 재배분하고, 저작근이나 악관절로의 부하를 줄이며, 상하악의 위치 관계를 바꿔 하악와, 관절원판, 하악두의 배치를 맞추고, 수면 시 이갈이를 감소시키는 것 등이 있다. 이러한 결과에 의해 악관절장애의 증상인 저작근통, 악관절통, 관절잡음을 개선한다. 또한 교모나 치아의 동요를 감소시키는 등의 치료 효과를 기대한다.

일본악관절학회의 진료가이드라인에서는 저작근통을 주소로 하는 악관절장애 환자에 있어서 교합안정장치(stabilization splint)치료를 '약하게 추천'하고 있다. Splint는 형태, 재질 혹은 효과 면에서 여러 가지 종류가 존재하지만, 여기에서는 교합안정장치(그림 1)에 대해 해설한다.

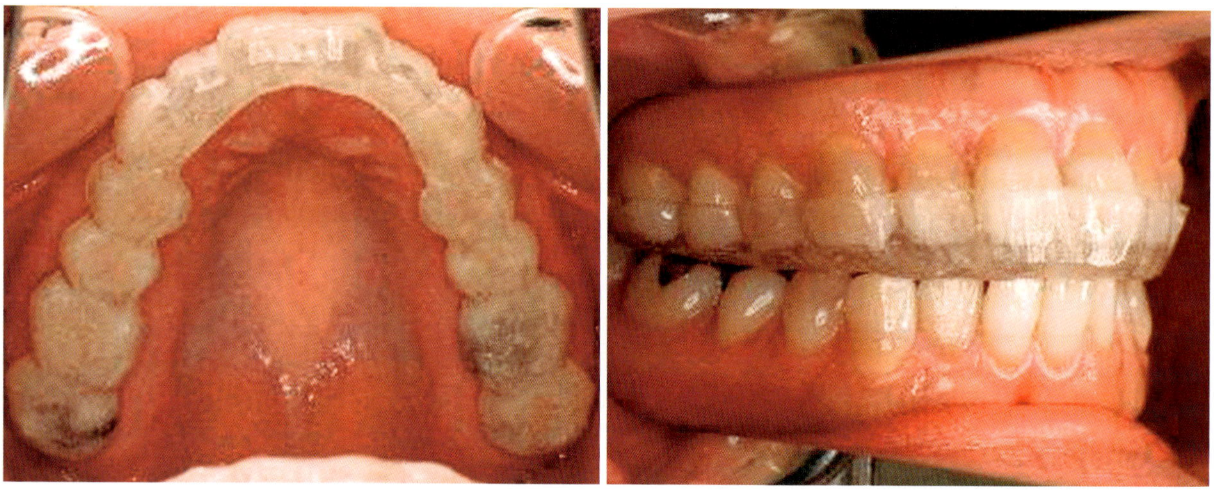

그림 1. 교합안정장치(stabilization splint).

2 작용 기전과 효과

교합안정장치는 상악 혹은 하악의 치열 전체를 피복하는 전치열형 splint 중 하나이다. Splint 위의 교합면은 평탄하고 대합치의 전치절단, 구치기능교두가 균등하게 접촉한다.

교합안정장치의 작용 기전으로 가장 일반적인 것은 교두간섭의 제거이다. 즉 전체 치열을 덮고 splint 교합면에 대합치열의 균등한 접촉점과 적절한 편심운동의 가이드를 부여하여 교합상태의 안정화를 꾀한다. 이에 의해 하악은 습관성 개구로 상의 안정된 개구위와 원활한 편심운동이 가능해져 이상한 근활동을 야기한다고 생각되는 조기접촉이나 편심운동 시의 교두간섭 등에 의한 저작근으로의 편향된 자극을 제거한다.

Splint의 효과를 근활동을 통해 관찰해보면 악관절장애 환자의 저작 시, 깨물 때, 안정 시의 저작근 근활동이 감소했다고 보고하고 있다.[1] 한편으로 교합접촉시간은 20~40분으로 짧다는 것, 실험적 동통이나 치아의 압력이 하악의 반사에 영향을 끼치는 것 등의 보고가 있으나, 통상적인 치아의 접촉에 의해 이런 반응이 일어나는지는 증명되어 있지 않기 때문에 교합상태안정화의 작용 기전은 명확하다고 할 순 없다.

교합안정장치에는 악관절로의 작용도 있다고 생각된다. Splint를 장착해서 교합거상함으로써 하악와 내에서의 하악두의 위치가 변화하여 교합 시 혹은 하악운동 시에 관절 및 주위조직으로의 부하가 경감된다. Splint 장착 시에 깨물기를 시켜 상관절강의 내압을 측정한 연구에서는 약 80%의 경감이 관찰되었다고 한다.[2] 하지만 악관절강의 방사선 단층촬영에 의한 관찰에서는 최대 교합 시에 자연치열에 비해 splint 장착에 의한 관절강의 확대는 관찰되지 않았다.[3]

또한 행동학적인 작용 기전도 보고된 바 있다. 교합안정장치뿐만 아니라 구강 내의 장치로 splint가 촉각자극을 변화시켜 혀의 공간을 감소시켜 하악위를 인식시킨다. 이러한 splint로의 의식이 이 악물기나 불안정한 편심위로의 이동과 같은 환자의 유해한 행동의 변동 혹은 감소를 습득시키게 된다.[4]

3 적응증

(1) 저작근통장애

저작근통장애의 환자에 교합안정장치를 장착시키면 교합간섭의 제거에 의한 부적절한 자극이 차단되거나 혹은 변위된 하악위의 개선으로 근활동을 감소시켜 근의 과긴장상태를 완화한다. 이로 의해 근의 지속적 수축이 감소되어, 저작근이 안정되고 저작근통장애를 완화하게 된다.

악관절장애에 대한 교합안정장치의 효과에 있어서는 많은 연구가 있다. 악관절장애 환자에 6개월간 장착한 결과 80%에서 동통, 기능장애 모두 개선되었다는 보고가 있다.[3,5] 무작위 비교 시험을 행한 연구에서는 상악 교합안정장치와 교합면을 피복하지 않고 구개측 치은부만 말발굽모양으로 피복한 palatal splint장치군을 관찰해보니, 교합안정장치 장착군에서 유의하게 개선율이 높았다고 보고하고 있다.[6]

한편 3가지 타입의 splint 사용군(splint 1일 30분 장착, 24시간 장착, 가짜 splint 장착) 에 대해서 무작위로 검토한 연구에선 동통 강도, QOL의 개선에 그룹 간의 차이가 없었다고 보고되었다.[7]

(2) 악관절통장애·악관절원판장애

하악위의 안정화에 의해 폐구근활동을 감소시키는 작용에서 악관절로의 부하를 경감시킨다. 관절잡음을 가진 환자군에 대해 repositioning splint와 교합안정장치 혹은 치료를 하지 않은 군으로 비교한 연구에선 splint군에서는 둘 다 악관절부의 동통의 경감이 관찰되었으나, 교합안정장치군에서는 관절잡음에 대한 효과는 보이지 않았다고 하였고,[8] 통증에 대한 치료 효과는 기대할 수 있으나 관절잡음의 경감은 그다지 기대할 수 없었다.

(3) 이갈이

수면 시 이갈이는 수면 시에 구강이상기능활동으로 정의되고, 일반적으로는 수면 중에 치아와 치아를 서로 갈거나 강하게 씹어 소리를 내는 활동을 말한다. 야간 이갈이는 낮보다 의식이 낮기 때문에 각성 시의 이 악물기를 넘어서는 근활동을 발휘하는 경우도 있다. 이러한 과잉부하에 의해 악관절장애의 저작근이나 악관절의 동통, 악관절원판 전위, 그에 따르는 하악두 변형의 원인 인자로 생각된다. 기상 시의 악구강계의 불쾌한 증상, 기상 시 두통과 관여하고 있다는 지적도 있다. 치아의 교모가 생기게 하며, 치아의 접촉음이나 마찰음은 파트너에게 불쾌감을 주어 지적 받은 환자에게는 심리적 부담이 되는 경우가 있다.

이갈이에 대한 splint의 효과에 대해서는 splint의 장착 후 야간의 저작근 근활동이 감소했다는 보고가 많지만,[9,10] 변하지 않거나 증가했다는 보고[11]도 있다. Splint 사용을 중지하면 근활동이 원래 상태로 돌아가거나 splint의 지속적인 장착으로 레진 교합면에 교모가 생기는 것들을 볼 때 완전히 이갈이를 정지시키는 것은 어려울 것으로 생각된다.

이갈이의 정도는 날마다 다르고, 환자에 따라서는 낮 동안의 활동이나 심리적 인자에 영향을 받을 가능성이 시사되어 있기 때문에,[12] 환자가 자신의 이갈이의 변동양상을 파악하고 이갈이의 정도를 예상하여 splint를 장착하는 것이 좋을 것이다. 치아의 교모방지, 이갈이로 인한 소음의 감소에는 유효하다.

4 교합안정장치의 제작법

교합안정장치는 습관성 폐구로상의 하악 안정화를 위하여 splint 교합면에 교합접촉점을 균등하게 부여하면서 상하악 중 한 쪽에 장착하거나 하악의 편심운동 시의 유도부를 설치하는 목적으로 상악에 장착하는 경우가 많다.

① 가열중합형 아크릴릭레진제 splint

아크릴릭레진을 재료로 사용하는 경우에는 환자의 구강 내에 습관성 폐구로상에서, 구치부가 약 2~3mm 거상된 위치에서 교합채득을 시행하여 상하 치열 모형을 채득한 위치에서 교합기에 장착한다. 서베이라인을 참고로 상악 치열을 파라핀왁스로 피복하여 교합면 부위는 전체적으로 평탄하게 하면서 대합치열의 교두의 접촉점, 편심운동의 유도면을 성형한다. 이것을 통법에 따라 가열중합형 아크릴릭레진으로 완성시킨다.

② 아크릴플레이트 압접성형 splint

Splint용 아크릴플레이트를 재료로 사용하는 경우, 환자의 상악 치열 모형을 제작하여 전용 장치에 의해 아크릴플레이트를 연화시킨 후 흡인압접하는 방법과 가압압접하는 방법이 있다. 경화 후, 치경부 또는 치면 최대 풍융부에 따라 잘라낸다. 구개측은 강도 확보나 즉시중합레진을 축성하기 위해 splint 외형을 치경부보다 5mm 정도 떨어진 구개점막에 설정하는 경우도 있다. 그림 2에 제작 순서를 제시한다.

Splint의 재질이나 레진 축성 방법, 조정법, 아크릴플레이트의 두께는 이것 이외에도 여러 가지가 있으며, splint의 목적과 환자의 치열, 교합상태, 조정의 난이도 등에 맞춰서 선택한다.

5 Splint 사용에 있어서의 주의사항

Splint 장착 후 초반에는 1~2주 간격으로 환자를 재진하여 동통, 관절잡음 등의 악관절장애 증상의 경과에 대해 주의 깊게 검사한다. 증상의 개선이 보이지 않는 경우 splint의 사용 상황을 확인하여 바른 사용법, 장착 시간에 대해서 다시 지도를 시행한다.

교합안정장치를 이갈이 대책으로 사용하는 경우 splint의 장착에 의해 이갈이가 심화되는 경우도 보고된 바 있다. 검사에 의해 이갈이 혹은 동통이 악화되고 있다는 것이 확인되는 경우에는 사용을 중지한다.

Splint의 장착에 의한 구강 내의 불쾌감을 호소하는 경우 splint 변연의 조절이나 연마 등의 수

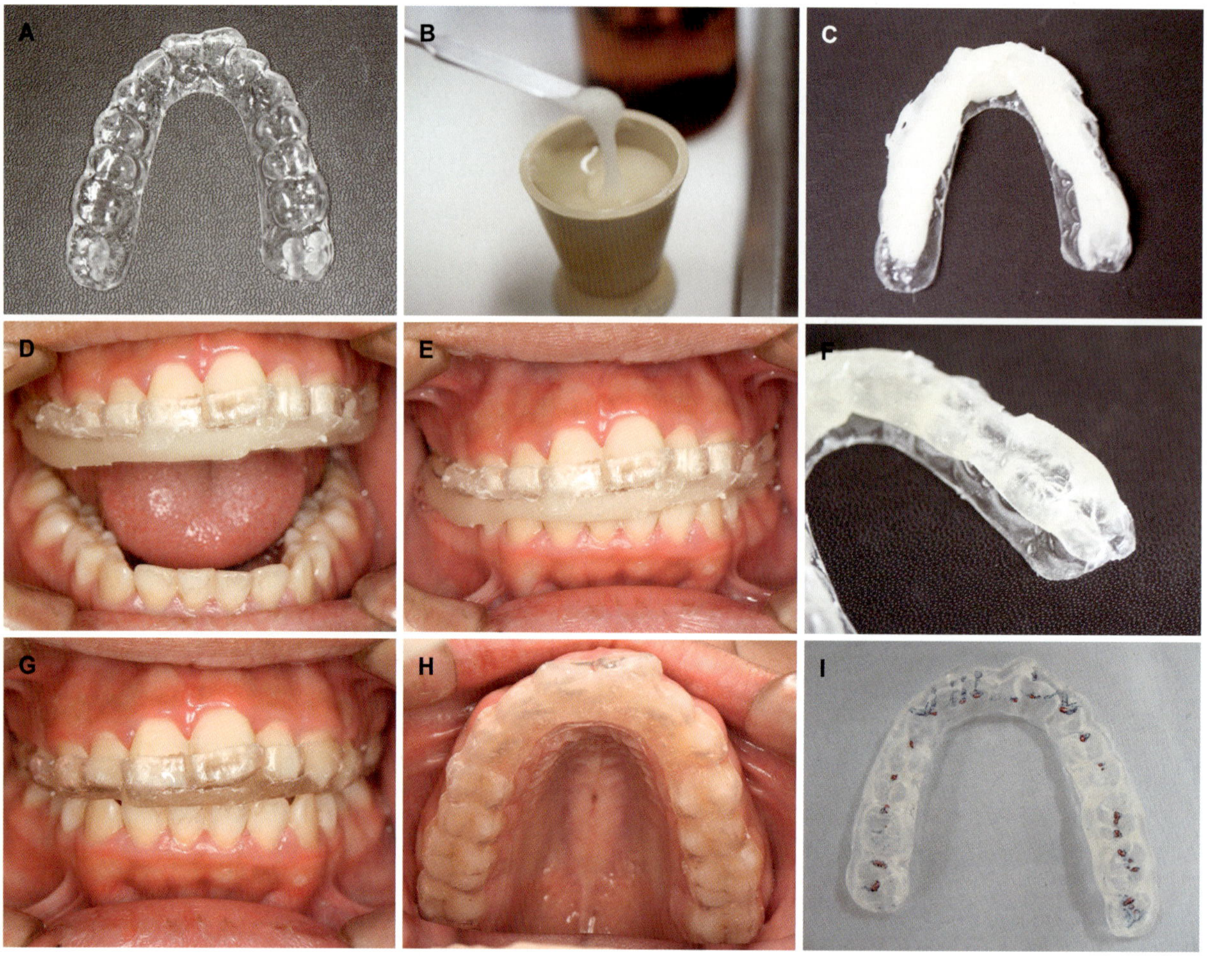

1. 두께 1.5mm의 단단한 타입의 아크릴플레이트를 사용한다. Vacuum press를 통해 작업모형에 압접하여 냉각 후 트리밍한다. 외형은 순협측은 치면 최대 풍융부를 약간(0.5mm 정도) 넘어선 부위, 구개측은 치경부에서 5mm 정도 떨어진 치은에 설정한다(A).
2. 구강 내에 장착하여, 폐구시켜 편측만 접촉하는 부위를 교합지로 확인하여 삭제하고 양측에서 접촉해 하악이 편위되지 않는 것을 확인한다. 대부분은 최후방 구치에서 접촉한다.
3. 즉시중합레진을 연화시켜 꾸덕한 상태로 만든 뒤 splint의 교합면 전체에 축성한다(B, C).
4. 구강 내에 장착하여, 습관성 개폐구로에서 폐구시켜, 하악 치열의 교두를 인기시킨다. 때때로 개구시키면서 폐구상태를 유지한다. 이때 즉시중합레진이 중합과정에서 발열하기 때문에 개구 시에 냉각시켜준다. 레진이 경화될 때까지의 약 5분간 냉각과 개구를 유지한다(D, E).
5. 경화되고 나면 구강 밖으로 꺼내어, 과잉레진을 삭제한다(F).
6. 레진을 연마하여, 구강 내에 장착해서 교합접촉상태와 환자 자신이 탈착할 수 있음을 확인하고 장착방법을 설명하고 완성한다(G, H).
7. 교합접촉상태를 확인한다. Splint 교합면은 평탄하고 하악 교두정이 점으로 인기되어 편심운동으로 가이드가 강하게 부여되지 않도록 한다(I: 다른 증례).

그림 2. 교합안정장치 제작 순서.

정을 행하여 다시 장착을 지시한다. 그래도 불쾌감이 지속되어 또한 그에 의해 수면이 방해되는 경우는 사용을 중지한다.

Splint의 장기 사용은 전치열피복형에 있어서도 악관절의 과부하에 의한 변형이나 치아의 이동을 생기게 할 가능성이 있어서 피하는 게 좋다. 부분피복형의 splint는 접촉이 없는 치아의 정출이나, 접촉부의 치아의 압하에 의해 교합접촉을 잃게 되는 경우도 있기 때문에 특히 주의가 필요하다(그림 3). Splint를 2주 정도 사용하더라도 동통의 개선이 없는 경우 splint의 사용을 중지한다.

젊은 사람에서는 악관절장애 증상 그 자체가 발생과 소실을 반복하는 경우가 많고, 악관절장애의 기여 인자를 개선하기 위한 생활지도나 약물요법에 의해 개선되는 경우가 많다. Splint의 사용은 단기간이라도 치아나 악관절의 과부하를 초래하여, 치열의 변형이나 악관절의 변형을 생기게 하기 쉽다. 동통이 강하고 약물요법 등이 부적절한 경우, 이갈이의 조절이 곤란한 경우에 한해서 2주 정도의 단기간만 사용한다. 혼합치열기, 혹은 명확한 기준은 없지만 18세 미만에서는 사용을 피하기를 권유한다.

Splint의 장착에 의해 TCH가 시작되거나, 장기화되는 증례도 있다. 원래 TCH가 없었던 환자라도 splint에 의한 구강 내의 위화감 때문에 무의식중에 교합 위치를 찾으려고 하여 TCH가 시작된다고 추측된다. 이러한 증례에서는 야간취침 중에 splint가 원인이 되어 생긴 TCH에 의해 기상 시에 근피로가 증가하거나 개구장애가 악화되거나 취침 중에 무의식중으로 splint를 빼버리는 경우가 있다. 이러한 것이 보일 때는 즉시 splint의 사용을 중지시키도록 한다.

Splint는 교합조정이나 보철치료와는 달리 빼고 나면 원래로 돌아가는 가역적으로 안전성이 높은 치료법이기 때문에 증형과 치료 목적에 따라 선택, 사용하는 것은 의미가 있다고 할 수 있다. 하

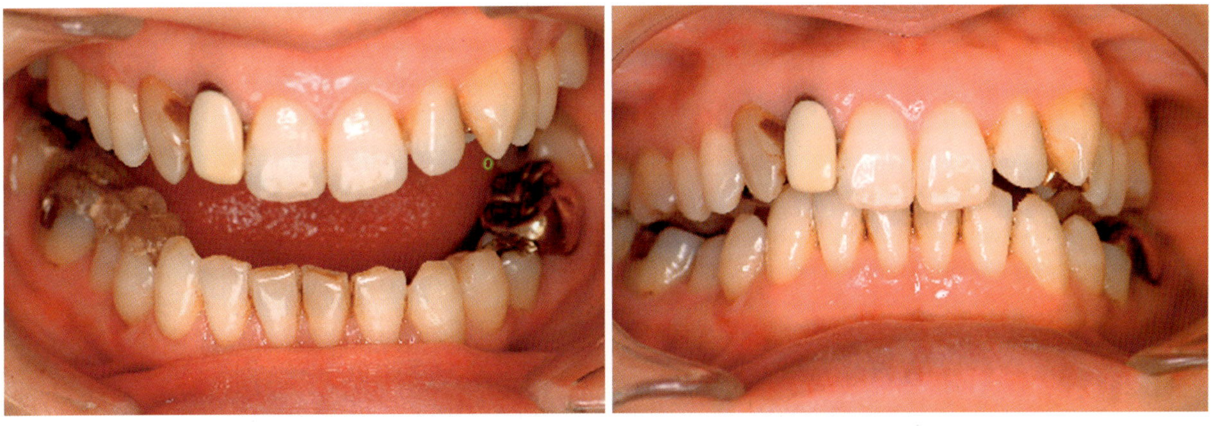

그림 3. 부분피복형 splint 장기 사용의 영향. Splint 장착부의 치아는 압하되고 비장착부의 치아는 정출한다. 왼쪽: 구치부 splint의 장착 시(왼쪽 splint는 분실). 오른쪽: 구치부 splint의 비장착 시.

지만 가역적이더라도 장기간의 장착과 젊은 사람에서는 splint에 가해지는 교합력 또는 악관절의 부하에 의해 치열이나 하악두의 변화를 생기게 하는 경우가 있어 사용에 있어서는 주의 깊은 경과 관찰을 행해야 한다는 것에는 이견이 없을 것이다.

참고문헌

1) Shi CS, Wang HY. Influence of an occlusal splint on integrated electromyography of the masseter muscles. *J Oral Rehabil.* 1991; **18**: 253-256.

2) Nitzan DW. Intraarticular pressure in the functioning human temporomandibular joint and its alteration by uniform elevation of the occlusal plane. *J Oral Maxillofac Surg.* 1994; **52**: 671-679.

3) Kuboki T, Azuma Y, Orsini MG, Hirooka T, Yatani H, Yamashita A. The effect of occlusal appliances and clenching on the temporomandibular joint space. *J Orofac Pain.* 1997; **11**: 67-77.

4) Dao TT, Lavigne GJ. Oral splints: the crutches for temporomandibular disorders and bruxism? *Crit Rev Oral Biol Med.* 1998; **9**: 345-361.

5) Carraro JJ, Caffesse RG. Effect of occlusal splints on TMJ symptomatology. *J Prosthet Dent.* 1978; **40**: 563-566.

6) 佐久間重光, 有地淑子, 中川昌好, 勝瀬誠二, 竹中　誠, 勝野利江子, 湯浅秀道, 外山正彦, 泉　雅浩, 小木信美, 荒木章純, 栗田賢一, 有地榮一郎, 伊藤　裕. 咀嚼筋障害を主徵候とする患者に対するスタビリゼーションスプリントの有効性ーランダム化比較試験による検討ー. 日顎誌. 2004; **16**: 152-158.

7) Dao TT, Lavigne GJ, Charbonneau A, Feine JS, Lund JP. The efficacy of oral splints in the treatment of myofascial pain of the jaw muscles: a controlled clinical trial. *Pain.* 1994; **56**: 85-94.

8) Lundh H, Westesson PL, Kopp S, Tillström B. Anterior repositioning splint in the treatment of temporomandibular joints with reciprocal clicking: comparison with a flat occlusal splint and an untreated control group. *Oral Surg Oral Med Oral Pathol.* 1985; **60**: 131-136.

9) Clark GT, Beemsterboer PL, Solberg WK, Rugh JD. Nocturnal electromyographic evaluation of myofascial pain dysfunction in patients undergoing occlusal splint therapy. *J Am Dent Assoc.* 1979; **99**: 607-611,

10) Pierce CJ, Gale EN. A comparison of different treatments for nocturnal bruxism. *J Dent Res.* 1988; **67**: 597-601.

11) Okeson JP. The effects of hard and soft occlusal splints on nocturnal bruxism. *J Am Dent Assoc.* 1987; **114**: 788-791.

12) Pierce CJ, Chrisman K, Bennett ME, Close JM. Stress, anticipatory stress, and psychologic measures related to sleep bruxism. *J Orofac Pain.* 1995; **9**: 51-56.

CHAPTER V

재활운동치료의 실제

CHAPTER V_1

재활운동의 실시방법

Sato Fumiaki 佐藤文明

1 재활운동의 의의

악관절장애 치료 중에서도 가장 중요하고 중심이 되는 것은 운동요법이며, 저자들이 임상에서 실천하는 방법을 '재활운동'으로 칭하고 있음을 이미 이야기하였다. 이것은 정형외과 영역에서 행하는 재활치료와 비슷한 생각을 기본으로 한 치료법이다. 재활치료란 '다시 적절한 상태가 되는 것'이며, 질병, 외상 등의 기능장애에 의한 능력 저하 개선을 도모하는 것이다.[1] 이 목적을 달성하기 위해서 시행하는 재활운동은 '잘 움직이게 하는 것'이 중요하다.

근육이나 관절에 통증이 생기면, 그 통증을 피하기 위해 관절을 고정시키려고 한다. 근육의 운동제한에 의해 저작근의 혈류량이 감소하고(근육펌프의 정체) 관절원판장애에 의한 물리적인 방해 등으로 관절의 가동성이 제한되면, 관절 내부의 활액(관절액)의 생산이 충분하지 않아서 활액이 관절 내부에 충분히 도달되지 못하게 된다(관절펌프의 정체).[2] 관절 내부의 산소나 영양의 운반, 노폐물이나 동통 물질의 배출, 윤활의 방해 등이 생기기 쉬워지기 때문에 결과적으로 통증이 계속되어 환자는 '아프기 때문에 안 움직이게 된다', 또는 '아프기 때문에 움직이기 싫다'는 악순환에 빠져, 더욱더 관절가동범위가 제한된다(그림 1).

이 악순환을 끊어 내기 위해서는 환자의 의식을 바꾸는 것이 필요하다. 즉 '아프니까 움직이지 않게 한다'는 의식을 '움직이지 않기 때문에 아프다'로 변환시키는 것이다. 일반적으로 '재활치료는 아프고, 힘든 것'이라는 인식이 있다. 하지만 열심히 실행하면 상태가 개선된다는 것도 인식되어 있다.

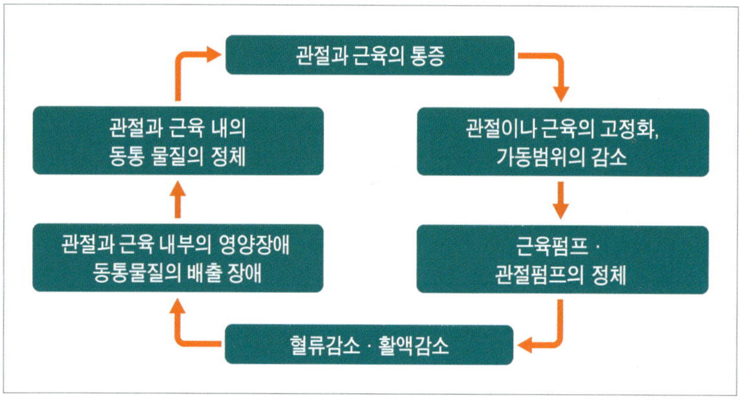

그림 1. 관절이나 근육을 움직이게 하지 않는 것에 의한 악순환.

추우면 아프다. → 겨울이나 냉방이 심할 때는 아프다.
움직이고 있지 않으면 아프다. → 아침이 제일 힘들다.

↓

- 재활치료로 인한 통증에 대해 공감하고 격려한다.
- 스팀타월이나 핫팩으로 환부를 따뜻하게 하여 운동한다.
- 진통제를 복용 후 30분 정도 있다가 운동한다.
- 목욕탕에 들어가서 운동한다.
- 아침 식사에 통증이 있을 때는 먹기 전에 운동한다.

그림 2. 운동요법에 대한 통증의 케어.

Clinical Question **악관절장애의 관절통에 대해 소염진통제는 유효한가?**

악관절장애의 관절통을 가진 환자에게 소염진통제는 유효하다(약하지만 추천한다).

- 투여 방법은 시간에 맞춘 투여가 원칙
- 7일 이상의 연속 투여는 피하고 부작용에 주의하여 효과를 확인한다.
- 연속시간투여로 디클로페낙나트륨과 나프록센은 관절통과 개구량 증가에 효과가 있다.

그림 3. 악관절장애의 관절통에 대한 소염진통제 진료 가이드라인(일본약물요법학회).[3]

이러한 이유가 운동요법을 재활운동으로 부르는 의도에 포함되어 있다. 이번 항목에선 재활운동의 실시 방법을 소개하고, 병용하는 약물에 의한 동통 관리에 대해서도 이야기한다.

2 약물에 의한 동통 관리

재활운동을 시행할 때 환자에게 발생하는 운동 시의 통증 케어도 잊으면 안 된다(그림 2). 통증을 경감시키는 방법을 제안하거나, 공감이나 격려 등으로 의욕을 높이는 것도 중요하다. 통상적으로 운동요법 시에 생기는 통증은 운동통으로, 움직이지 않으면 아프지 않다. 소염진통제는 악관절장애의 발현 초기에 통증이 심한 경우나 재활운동을 시행할 때의 통증 관리에 대해 사용하는 경우가 많다. 동통 관리에 있어서는 일본약물요법학회가 악관절장애의 관절통에 대해 가이드라인을 제시하고 있다(그림 3).[3] 가이드라인에서는 소염진통제는 시간을 맞춰 투여하고 7일 이상의 연속 투여는 피하며 부작용에 주의하도록 되어 있다.

이전에는 일본에서 소염진통제 중에 악관절장애가 보험 적용이 되는 것은 인도메타신, 암페낙나트륨뿐이었으나, 2011년 9월에 후생노동성에서 나온 '의약품의 적응외사용에 관한 보험진료상의 취급에 대해'에 따르면 록소프로펜나트륨, 디클로페낙나트륨, 나프록센 등을 관절통에 처방하는 것이 인정되었다(표 1).

저자들의 경험에서도 악관절장애 치료에 있어서 소염진통제의 장기적 사용이 필요한 증례는 거의 없고 부작용의 관점에서도 피해야 한다. 투약에 있어서는 환자의 전신 상태의 관찰을 충분히 시행하여 문제가 있다면 바로 중지한다(그림 4).

또한 동통의 완화에는 온열요법 등의 물리요법도 병용하면 좋다(Ⅱ장 4 참조). 재활운동 전에 시행하면 환자의 재활치료에 대한 협력도 얻기 쉽다. 온열효과 때문인지, 입욕 중의 재활운동은 동통이 경감되어 아주 편하다고 이야기하는 환자가 많다.

표 1. 보험적용이 되는 소염진통제(일본)

적응증	성분명	용법·용량
악관절장애	인도메타신	1회 25mg 1~3회/일
	암페낙나트륨	1회 50mg 4회/일 매 식후, 취침 시
변형성 악관절장애	록소프로펜나트륨	1회 60mg 3회/일 매 식후
	디클로페낙나트륨	1회 25mg 3회/일 매 식후
	나프록센	300~600mg/일 2~3회

처방례 1
록소닌 60mg 정
1회 1알, 1일 3회, 매 식후, 7일분

처방례 2
페나족스 50mg 캡슐
1회 1알, 1일 4회, 매 식후·취침 시, 7일분

처방례 3
카로날(아세트아미노펜) 500mg 정
1회 2알, 1일 3회, 매 식후, 7일분

NSAIDs를 사용할 수 없는 환자, 임산부, 소아 등(체중이나 연령에 맞춰서 적절히 조절할 것)

주) 카로날의 1일 용량의 상한은 4,000mg이며, 투여량에 주의한다. 미국식품의약국(FDA)은 2014년에 다시 과량 투여에 경고하였다. 록소프로펜나트륨(록소닌) 60mg은 아세트아미노펜 1,000mg과 동등하다.

그림 4. 악관절장애에 대한 소염진통제의 처방례.

표 2. 동경의치대식 병형 분류에 따른 재활운동의 선택(木野 2015에서 개선변형)[4]

병태 분류	병형 분류	분류 기준	재활운동
저작근통장애	M: 근육통	저작근통	근신전훈련
	MA: 근육통+관절통	저작근통, 악관절통	근신전훈련, 관절가동화훈련
악관절통장애	A: 관절통	악관절통	개구유지훈련, 관절가동화훈련
악관절원판장애	CE: Click초기	Click 발생부터 2주 이내	관절가동화훈련(상태에 따라서 관절원판 정복훈련)
	CO: Click 단독	Click 발생부터 2주 이상	병태 설명과 경과 관찰
	CP: Click+동통	Click과 개구 시 통증	개구유지훈련, 관절가동화훈련
	IL: 간헐적 lock	가끔 lock	관절가동화훈련
	LE: Lock 초기	Lock 개시부터 2주 이내	관절가동화훈련, manipulation
	LC: 만성 lock	Lock 개시부터 2주 이상	관절가동화훈련

모든 증례에 대해 기여 인자의 조절은 불가결하며, 동시에 시행한다.

3 재활운동의 방법

재활운동은 동경의과치과대학 악관절치료부나 악안면외과에서 예전부터 시행해온 운동요법이다. 우선 동경의치대식 병형 분류를 시행하고, 그 병형에 맞는 운동을 실시한다(표 2).[4] 어떤 병형에 대해서도 운동요법이 기본이 되지만 click 발생 후 2주 이내의 click 초기증례에 대해서는 필요에 따라 관절원판 정복훈련을(그림 5), 또한 closed lock의 초기 증례, locking부터 2주 이내의 경우에는 manipulation을 시행하는 경우도 있다(그림 6).[5] 한편 일본악관절학회에 의한 병태 분류[6]의 변형성 악관절장애에 대해서는 특정 운동요법은 없고, 환자의 증상에 맞춰 근증상이 강하면 근신전

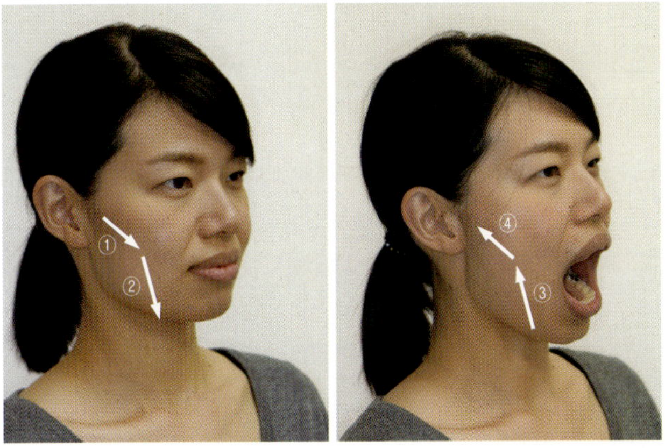

그림 5. **관절원판 정복훈련.**
Click 초기의 증례에서는 하악을 전돌시켜 관절원판을 하악두에 올려, 걸림을 제거한 뒤 개구시킨다. 다음 하악두를 전방위로 유지한 채 폐구시킨다. 이 전돌위가 된 하악을 후방으로 이동시킴으로써 관절원판을 하악두에 올린 채로 후방으로 유도하여, 관절원판을 전방위에서 정상적인 위치로 되돌린다. 하악이 후방으로 이동하는 도중에 관절원판은 하악두 위에서부터 전방위로 떨어지지만, 이 동작을 반복함으로써 초기 증례의 경우 하악두 위에서 관절원판이 안정된다.

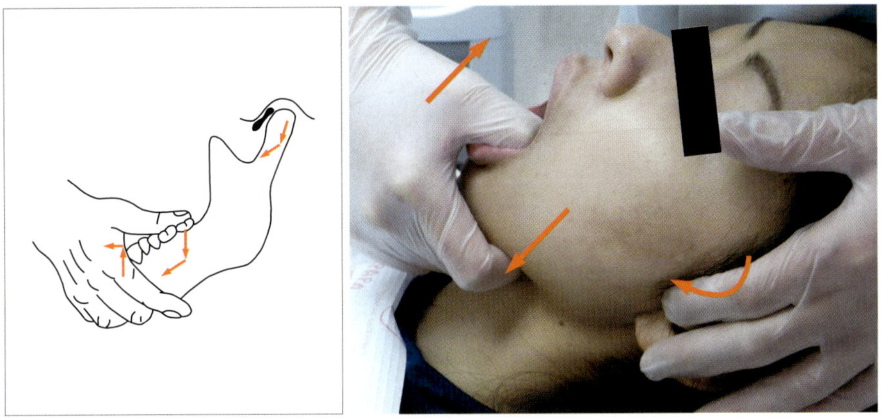

그림 6. **Manipulation(악관절원판 정복술).**
환측의 하악 구치부를 파지하여 하악두를 전하방으로 견인하여 전치부를 정상 쪽으로 유도한다(왼쪽 그림은 Farrar, 1983).[5]

저작근통장애(I형)	→ 근신전훈련	
악관절통장애(II형)	하악두 전방활주 가능 시	→ 개구유지훈련
	하악두 전방활주 불가능 시	→ 관절가동화훈련
악관절원판장애(III형)	정복성	→ 개구유지훈련
	비정복성	→ 관절가동화훈련
변형성 악관절증(IV형)	→ 병태에 맞춘 훈련	

- 근부하훈련
- 껌 저작훈련
- 관절원판 정복훈련

그림 7. 악관절장애의 각 병태(일본악관절학회)[6]에 따른 재활운동.

훈련, 관절통이 강하면 관절가동화훈련을 시행한다(그림 7).

재활운동에 사용하는 각종훈련법을 아래에 제시한다.

(1) 관절가동화훈련·근신전훈련(그림 8)

관절가동화훈련과 근신전훈련은 타깃으로 하고 있는 부위가 악관절인지 저작근인지의 차이이며 방법은 동일하다. 훈련의 목적은 하악두의 전방활주가 불충분할 때나 근성의 개구장애에 의해 개구제한이 생겨 있는 경우에 개구량을 증가시키는 것이다. 통증을 참을 수 있는 범위에서 하는 것이 포인트며, 아프지 않은 범위에서 훈련을 해도 효과가 오르지 않는다. 그러므로 환자에게는 '환

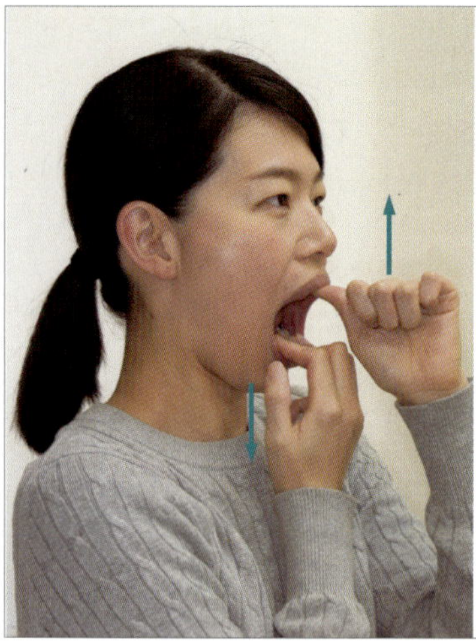

❶ 준비운동
통증이 생기지 않은 정도로 작은 개폐구운동을 10회 정도 시행한다(상하 치아는 접촉시키지 않는다).
❷ 통증을 견딜 수 있을 정도로 가능한 한 크게 개구한다. 이때 주로 쓰는 손의 손가락 3개를 하악 전치에 대고 통증을 느낄 정도까지 천천히 하방으로 밀어내린다(30초 정도, 가능하면 1분 유지한다).
반대쪽 손의 엄지를 상악 전치에 대고 하방으로 내리는 힘에 길항시키면 좀 더 효과적이다(도수양손법).

상기 ❶, ❷를 3~4회 반복한다. 이것을 1세트로 하여 하루 4세트, 매 식후와 목욕 중 혹은 목욕 후에 시행한다.

책 뒤의 부록 환자 배포 자료 참고

그림 8. **관절가동화훈련·근신전훈련.**

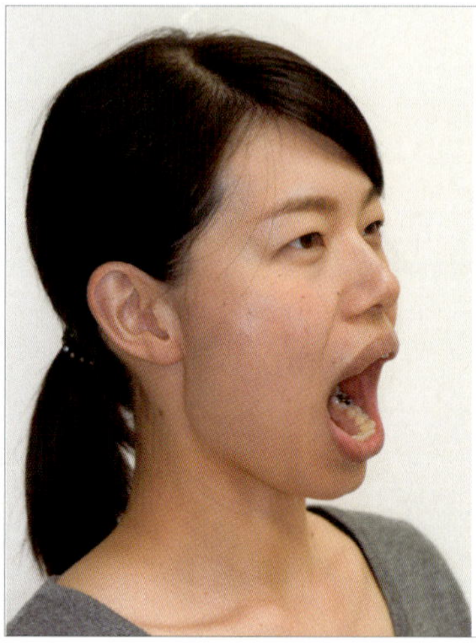

❶ 준비운동
통증이 생기지 않을 정도로 조금만 입을 벌려 개폐구운동을 10회 정도 시행한다(상하 치아는 접촉시키지 않는다).
❷ 그 후 10초 정도 개구를 유지한다.

상기 ❶, ❷를 3~4회 반복한다. 이것을 1세트로 하여 하루 4세트, 매 식후와 목욕 중이나 목욕 후에 시행한다.

책 뒤의 부록 환자 배포 자료 참고

그림 9. **개구유지훈련.**

자분이 참을 수 있는 범위 내에서 가능한 만큼 노력해서 벌리도록 해주세요'라고 지시하며, 동시에 통증에 대한 격려나 대책도 행한다.

(2) 개구유지훈련(그림 9)

개구량이 유지되고 있으며, 통증이 그렇게 심하지 않은 증례에 사용한다. 통증을 최대한 참으며 자력으로 개구한다. 10초 정도 개구를 유지하는 것부터 시작하여 조금씩 유지하는 시간을 늘려 간다. 최종적으로 개구 시 통증이 소실될 때까지 시행한다.

(3) 근부하훈련(그림 10)

오랜 기간 개구장애가 지속된 환자에서는 저작근이 충분히 신전되지 않아 근력이 저하된 결과 금방 턱이 피로해져서 개구를 유지하는 것도 힘들어진다. 저작근의 내구력이 떨어져 있는 것이 원인이며, 이런 증례에서는 근부하훈련을 시행하는 게 좋다. 근부하훈련은 등척성 운동(isometric training)이며,

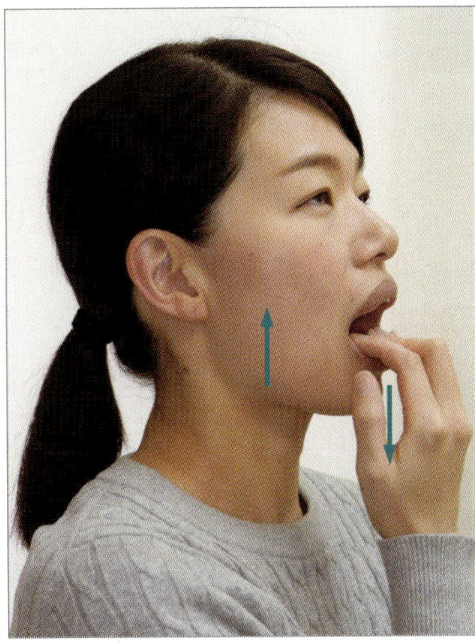

❶ 준비운동
통증이 생기지 않을 정도로 조금만 입을 벌려 개폐구운동을 10회 정도 시행한다(상하 치아는 접촉시키지 않는다).

❷ 20~30mm 개구시킨 상태에서 주로 쓰는 손의 손가락 3개를 하악 전치에 대고 천천히 아래로 누르며 내린다. 그리고 그 힘에 길항하도록 폐구하듯이 유지한다(30초 정도. 가능하면 1분 유지한다).

하악을 아래로 당기는 힘이 걸리므로 약간 위를 보면서 하면 좋다. Isometric(등척성)을 유지하기 위해 개구량을 가능한 한 같게 유지한다.
상기 ❶, ❷를 3~4회 반복한다.

책 뒤의 부록 환자 배포 자료 참고

그림 10. **근부하훈련.**
20~30mm 정도 개구한 상태에서 수지를 하악에 걸어 개구하듯이 당김과 동시에 그와 길항하도록 폐구한다.

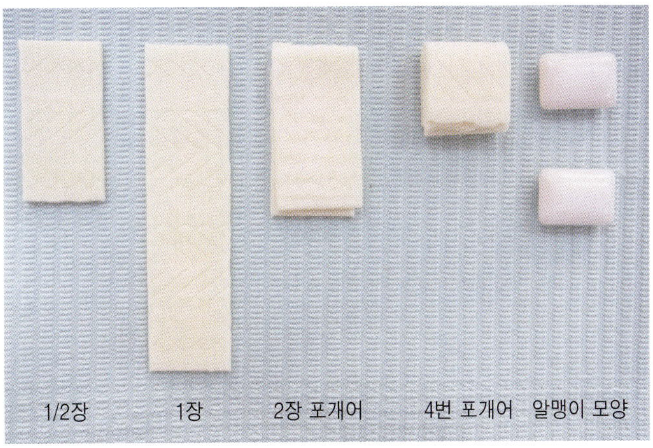

그림 11. **껌 저작훈련.**
껌의 두께와 종류를 바꿔서 순차적으로 시행한다.

근의 길이를 고정한 채로 부하를 거는 것으로 근력을 높여 피로해지지 않게 하는 것을 목적으로 한다.

(4) 껌 저작훈련(그림 11)

비정복성 관절원판 전방전위에 있어서 관절가동화훈련을 시행하여 개구량과 개구 시 통증이 개선된 후 저작 시에 관절통이 생기는 증례가 있다(Ⅶ장 Q4 참조). 이것은 관절가동화훈련으로 관절원판이 더욱 전방으로 밀려 나와 그 후방에 있는 신경이나 혈관을 포함한 후방결합조직이 본래의 관절원판의 위치까지 전방이동하여 관절결절과 하악두 사이에 끼여 압박되는 것에 의해 통증이 출현한 것으로 생각된다.[7]

이런 경우 껌 저작훈련[8]을 시행하면 증상이 개선된다. 껌을 반복적으로 힘을 조절하여 씹는 힘으로 조직에 부하를 걸어 기질화가 촉진되어 신경종말이나 모세혈관이 소실되고[9] 저작 시 통증이 서서히 소실된다고 생각되고 있다.

껌 저작훈련에서는 교합 시 통증이 있는 부위에 일부러 통증이 생기도록 껌을 강하게 씹게 한다. 처음엔 판판한 껌을 1/2로 나눈 것부터 시작한다. 1일 3회 정도 시행하여, 수일 후 통증이 소실되면 1장

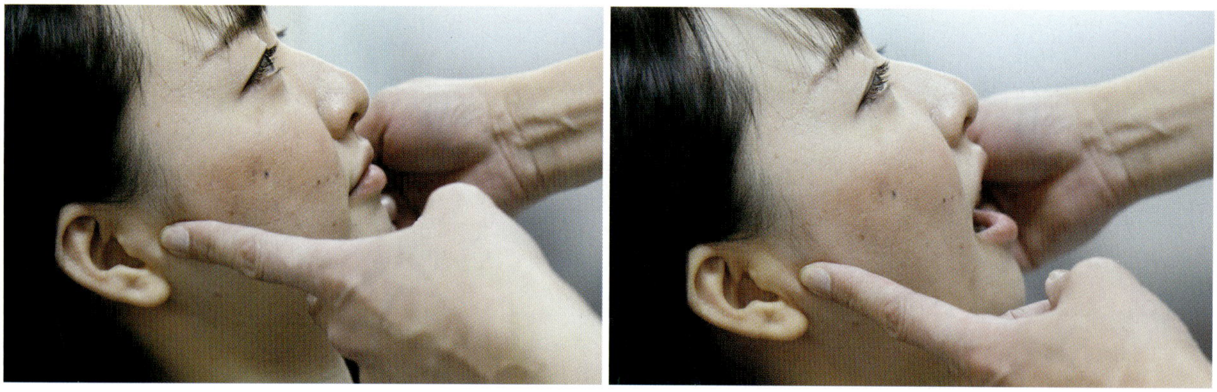

그림 12. 악관절의 촉진.
검지를 환자의 양측 악관절 바깥쪽에 가볍게 위치시키고, 천천히 개폐구를 환자에게 지시하여, 하악두의 전방활주를 확인한다.

으로 하여 마찬가지로 통증이 사라질 때까지 시행한다. 점점 1장의 껌을 반으로 접거나 4번 접거나, 2장 겹치거나, 알맹이 모양의 껌으로 변경하면서 실시해 간다. 식사 시의 통증이 사라지면 종료한다.

4 훈련법의 사용 구분

위에 서술한 훈련법 중에 초기치료로서 시행되는 것이 관절가동화훈련·근신전훈련과 개구유지훈련이다. 어떤 훈련법을 사용해야 할지는 아주 간단하게 하악두의 전방활주의 가능, 불가능에 맞춰서 선택하면 된다. 검사는 검지로 환자의 양측 악관절부 외측에 가볍게 대어, 천천히 개폐구하도록 환자에게 지시하여 하악두의 전방활주를 확인한다(그림 12). 이것은 즉, 관절펌프가 유지되는가 아닌가의 체크이다.

이 관절펌프에 대한 생각은 이전에 Kino 등이 시행한 연구를 기반으로 하여 각종 훈련법으로 발전하였다. 이 연구에서는 신선 사체에서 채취한 악관절검체에 대해 하악두의 전방활주를 재현한 상태에서 고정한 조직절편의 관찰에서 개구함으로써 관절원판 후부조직에 존재하는 정맥총을 혈액이 채우고, 폐구함으로써 혈액을 관절 외로 배출하는 것과 같은 관절펌프가 작동한다고 생각하게 되었다.[10] 이 훈련에 의해 악관절로의 혈액순환이 개선된다. 또한 저작근에 대해서는 개구에 의해 근육을 신전시키고 폐구 시에 수축함으로써 근육 내의 혈액순환을 촉진시킨다. 혈액순환이 좋아지면 노폐물이 제거되고 산소와 영양의 공급이 개선되며 저작근통의 통증도 사라진다.

(1) 하악두가 전방활주 가능한 경우

개구 시 통증이 있더라도 노력해서 개구하면 하악두가 거의 건측과 비슷한 정도까지 전방활주 가능한 증례로, 일본악관절학회의 병태 분류(그림 7)[6]에서 저작근통장애(경미한 증례), 악관절통장애

(경미한 증례), 정복성 관절원판장애, 비정복성 관절원판장애(만기활주운동 가능례), 변형성 악관절장애(활주운동 가능례)가 해당된다. 하악두의 활주운동이 가능하므로 관절펌프는 작동하고 있어 악관절로의 혈액 공급은 확보되어 있다고 판단할 수 있으나, TCH 등의 부하가 지속됨에 따라 통증이 남아있는 상태이다. 따라서 이 경우는 최대 개구를 10초 유지하는 개구유지훈련을 반복하여 시행한다(그림 9).

(2) 하악두의 전방활주가 불충분한 경우

저작근통장애(중증), 악관절통장애(중증), 비정복성 관절원판장애(조기활주운동 불가능례), 변형성 악관절장애(활주운동 불가능례)가 해당된다. 이 경우는 관절펌프가 제대로 작동하지 못하므로 재활운동에 의해 펌프가 충분히 움직이도록 해야 한다. 그러기 위해서는 악관절원판장애의 경우 관절원판의 변형이 더욱 진행되더라도 하악두의 전방활주범위를 크게 하기 위해서 관절가동화훈련(강제 개구)을 실시할 필요가 있다. 관절가동화훈련은 개구유지훈련에 비하면 약간 복잡하지만 환자 스스로 못할 정도는 아니다(그림 8). 저작근통장애의 경우 단단하게 긴장하고 있는 근육에 대한 신전훈련이 되어 신전성이 회복됨에 따라 통증이 경감된다.

전방활주를 회복시키기 위해서의 재활운동은 때로 듣지 않는 경우가 있다. 예를 들면 여성이나 고령자 등 힘이 약하고 하악에 충분한 힘을 걸 수 없는 경우나 관절 내부에 섬유성 유착이 있는 경우에는 크게 개구하기가 쉽지 않다. 이러한 경우 개구훈련기를 사용함으로써 개구량의 증대를 계획하기도 한다(column 3 참조).

참고문헌

1) Michelle H Cameron MH原著, 渡部一郎 訳. EBM物理療法 原著第4版. 医歯薬出版, 2015; 17-24.

2) 木野孔司. 顎関節における静脈叢の意義. 日本歯科評論別冊／顎関節小辞典II. 上村修三郎, 杉崎正志, 柴田考典ほか編著. ヒョーロン・パブリッシャーズ, 1993; 26-29.

3) 日本歯科薬物療法学会編. 顎関節症の関節痛に対する消炎鎮痛剤ガイドライン. http://jsotp.kenkyuukai.jp/images/sys%5Cinformation%5C20141003154800-A07FDE26D2A401E25D8C4932856EC867765EA2AC0F7EA2195D0FE3C84C83A37A.pdf

4) 木野孔司 編著. TCHのコントロールで治す顎関節症 第2版. 医歯薬出版, 2015; 39.

5) Farrar WB, McCarty WL Jr. A clinical outline of temporomandibular joint; diagnosis and treatment. Alabama Montgomery Walker Printing, 1983;129-130.

6) 日本顎関節学会. 「顎関節症の概念（2013年）」「顎関節症と鑑別を要する疾患あるいは障害（2014年）」「顎関節・咀嚼筋の疾患あるいは障害（2014年）」および「顎関節症の病態分類（2013年）」の公表にあたって. 日顎誌. 2014; **26**: 40-45.

7) 木野孔司. 家庭療法における一般的注意事項. 日本歯科評論. 1999; (684) : 72-80.

8) 杉崎正志. 顎関節内障の保存的療法について. 歯科ジャーナル. 1989; **29**: 439-455.

9) 間宮　信. 関節円板の血管構築と微細血管の超微構造について 第2報 幼犬の関節円板について. 神奈川歯学. 1981; **16**: 237-256.

10) Kino K, Ohmura Y, Amagasa T. Reconsideration of the bilaminar zone in the retrodiscal area of the temporomandibular joint. *Oral Surg Oral Med Oral Pathol.* 1993; **75**: 410-421.

CHAPTER V_2

재활운동 시의 환자 지원

Kino Koji 木野孔司

재활운동은 일부러 통증을 내게 하는 훈련이다. 그러므로 환자가 통증을 강하게 만드는 것에 불안과 의심을 가져 입을 벌릴 때에 확실히 힘을 가하지 못하고 증상 개선에 충분한 가동범위를 획득하지 못할 가능성이 있다.

따라서 환자를 격려하고 불안을 제거하기 위한 지원이 필수적이다. V장 1에 제시한 재활운동 중 통증의 관리에 더해 재활운동 개시 및 경과 관찰 시에는 아래와 같은 배려가 필요하다.

1 재활치료임을 운동 개시 전에 설명한다

발목의 염좌나 골절 등의 정형외과적 질환의 경우 기브스를 풀고 난 뒤에 재활치료가 필요하며, 통증을 동반한다는 것을 많은 환자가 알고 있다.

악관절장애도 마찬가지의 관절질환이라는 것, '재활은 아프고 힘들다. 하지만 그것을 열심히 하면 생활동작은 편해진다'는 것을 재활운동을 개시하기 전에 차분하게 설명한다.

2 운동 중에 통증이나 소리가 커져도 걱정하지 않아도 됨을 이야기한다

하악을 크게 움직이기 때문에 통증이 강해지고 crepitus 음이 커지는 경우가 있다(Ⅶ장 Q2 참조). 미리 그런 증상이 출현할 수도 있다는 것을 전달해두면 증상이 생겼을 때에 환자의 불안이 심해지는 것을 막을 수 있다.

또한 재활운동 후반에 출현하는 경우가 많은 증상으로서 개구를 크게 했다가 폐구하는 운동 초기에 생기는 통증이 생기거나, 어느 정도 크게 입을 벌릴 수 있게 된 후에는 저작 시에 통증이 생길 수 있다. 이런 통증이 나오지 않는 증례도 있지만 경과 관찰 시에 증상이 없는가 물어보고 Ⅶ장(Q1, Q3, Q4)과 같이 설명한다.

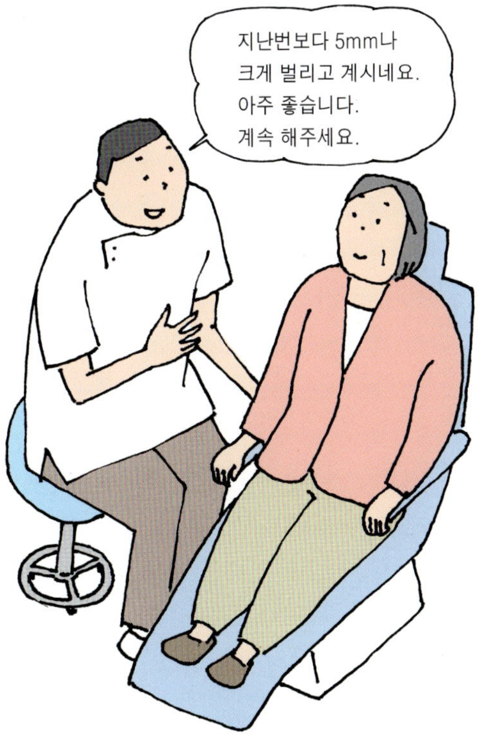

그림 1. 힘든 운동을 하고 있는 환자에게는 그 성과를 칭찬해주는 것이 큰 동기부여가 된다.

3 처음에는 약간만 참을 정도의 힘으로 시작하여 서서히 힘을 강하게 해간다

운동 개시 당초부터 전력으로 강한 힘을 가할 필요는 없다. 서서히 힘을 강하게 해나가도록 하고, 개구 유지훈련에서는 개구한 채로 하는 시간을 서서히 늘려간다.

4 운동에 의한 일반적인 치료 경과를 사전에 이야기해둔다

재활운동을 개시하기 전에 일반적인 경과를 환자에게 이야기해두면 좋다. 재활운동을 시작할 당시에는 개구 시 통증이 강하고, 개구량이 늘더라도 어느 정도는 비슷한 통증이 지속되나, 개구량이 40mm가 넘어서면 운동할 때의 통증은 줄어들기 시작한다. 또한 무통 개구량과 유통 개구량의 차이가 적어진다. 최종적으로는 최대 개구 시에만 통증이 남고, 그것도 강제 개구를 지속하다 보면 없어진다(V장 4 참조). 미리 이야기해둔 것처럼 증상이 줄어들면 환자는 안심한다.

5 운동의 성과를 칭찬한다

힘든 운동을 하고 있는 환자에게 그 성과를 자신 스스로 확인할 수 있는 것, 의사에게 칭찬받는 것은 운동을 지속함에 있어서 큰 동기가 된다. 개구량이 적더라도 전보다 운동효과가 보인다면 약간 과하게 칭찬하는 것도 필요하다(그림 1).

CHAPTER V-3

재활운동 중의 식사 지도

Sawada Masato 澤田真人

악관절장애 환자는 악관절이나 저작근군의 동통이나 개구장애에 의해 섭식장애를 동반하는 경우가 있다. 여기서는 급성기 증상이 있을 때에도 먹을 수 있는 식사 사례 및 재활운동 기간 중에 시험하면 좋은 식사 사례를 제안한다.

1 식감(texture)이란

치과영역이나 식품가공분야에서는 '잘라먹는 것'과 '씹어먹는 것'에 관한 texture의 연구가 시행되어 왔다.

Texture는 물리적, 화학적, 종합적 식감으로서 General Foods사(미국)의 연구원이었던 Szczesniak에 의해 그 요소가 1960년대에 정리되었다. 그 용어를 기본으로 식품가공에서는 단단함·부드러움·점성·탄력성 등 기계적인 성질, 가루·모래·자갈형태 등의 입자의 크기와 형태, 기름·그리스(grease) 형태 등의 수분과 유분에 관해 해석이 진행되었다.[1,2]

치과 영역의 의치장착 환자[3]나 부정교합 환자,[4] 악관절장애 환자[5]를 대상으로 한 저작·교합력의 연구, 혹은 의과 영역의 식품기호성의 연구[6] 등에 있어서도 식감을 고려한 식품을 연구 대상으로 선택하고 있다. 식품 선택에 있어서는 연구가 시행된 지역의 특산품이 선택되는 경우도 있지만,[7] 여기서는 공통적인 인식을 얻기 쉽다고 생각되는 식품의 사례를 소개하고 싶다.

2 급성기와 재활운동기에 있어서의 식사의 제안

악관절장애 환자에 식사 지도를 시행할 때에는 잘라 먹기와 씹어 먹기에 더해 '입에 넣기'의 어려움에도 배려할 필요가 있다.

木野 등(2002)[8]은 악관절장애 환자 511명을 대상으로 식품별 섭취장애 이유(자르기가 힘들다, 입에 넣기가 힘들다, 씹기가 힘들다)를 설명 형식으로 조사했었다(표 1). 입에 넣기가 힘든 것에는 큰 식품이, 자르기 힘들다에는 단단한 음식, 씹기 힘들다에는 단단한 식품과 섬유성 식품을 이야기

표 1. 섭취곤란한 식품군(木野, 2002에서부터)[8]

입에 넣기 힘들다	자르기가 힘들다	씹기가 힘들다
햄버거(55.8%)	말린 오징어(50.5%)	문어회(34.9%)
초밥(44.9%)	프랑스빵(49.5%)	말린 오징어(31.6%)
닭튀김(28.6%)	육포(38.8%)	스테이크(27.6%)
프랑스빵(21.8%)	구운 전병(37.8%)	단무지(25.0%)
사과(17.7%)	문어회(36.2%)	오징어구이(25.0%)
삶은 달걀(17.0%)	스테이크(35.6%)	소고기구이(25.0%)
도너츠(15.6%)	문어초절임(31.9%)	구운 전병(25.0%)
만두(15.6%)	소고기구이(29.3%)	프랑스빵(25.0%)
딸기(15.0%)	식빵껍질(28.2%)	오징어회(24.3%)
	오징어구이(27.1%)	생전복(24.3%)
	생전복(26.6%)	해파리(22.4%)
	오징어회(25.0%)	문어초절임(22.4%)

(511명 중에 선택한 사람들의 비율)

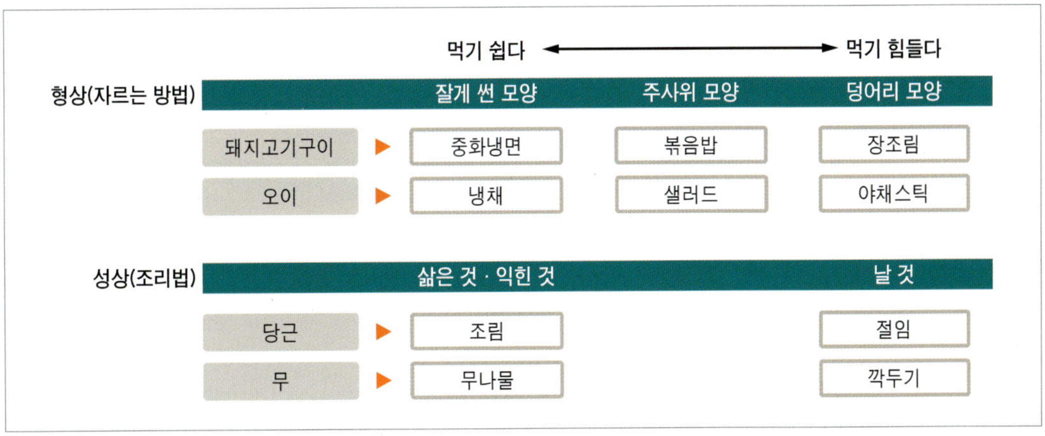

그림 1. 조리·가공에 의한 먹기 쉬움의 예시.

하는 경향이 있었다.

입이 벌어지지 않고 격한 통증이 있는 등의 악관절장애의 급성기에는 이런 식품을 피하고, 부드럽고, 입에 넣기 쉬운 형상의 식품을 섭취하도록 환자에게 권유한다.

한편 재활운동기간에는 식사도 그 일환으로 하여, 서서히 먹기 힘든 식품을 식사에 포함시켜간다. 하지만 식사보다 격한 개구시통·저작시통이 재발한 경우에는 급성기의 식사로 되돌린다.

급성기를 지난 재활운동기에 있는 악관절장애 환자의 경우 입에 식품을 넣거나, 저작 행동을 할 때에 통증이 발생하지만 그 동작을 멈추면 통증은 사라질 것이다. 이러한 통증이라면 걱정은 필요 없다. 그렇지 않고 Ⅶ장의 Q1과 같이 동작을 마치고 나서도 동통이 남거나 박동성 통증으로 바뀐 경우에는 그 식품은 아직 성급하다고 생각하고 피하도록 한다.

자르기·씹기가 쉬운 식품 사례

밥, 데친 당근, 삶은 양파, 생선, 스프, 햄

입에 넣기가 쉬운 식품 사례

삶은 게살, 우엉, 브로콜리, 어묵[5,8]

메뉴 사례

어느 것도 한두 손가락의 개구로 입에 넣기가 가능하고, 강한 힘으로 자르거나 씹기가 불필요하고 그대로 연하가 가능한 식품이다.

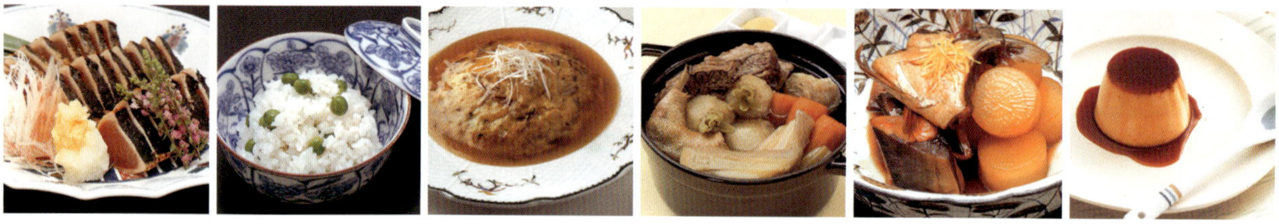

A: 다진 가다랑어 B: 콩밥 C: 게살달걀부침 D: 포토푀 E: 방어무조림 F: 푸딩

그림 2. **악관절장애 급성기의 식사 사례.**
(요리사진은 "基礎と献立. 服部栄養専門学校, 2006(비매품)"에서 허락을 얻어 게재. A: 일본 요리편 103항, B: 113항, E: 111항, C: 중국 요리편 90항, D: 프랑스 요리편 185항, F: 제과·빵편 98항)

잘라 먹기와 씹어 먹기에 도움이 되는 식품 사례

프랑스빵, 식빵, 스테이크, 문어초절임, 튀긴 전병, 소고기구이, 오이

입에 넣기에 도움이 되는 식품 사례

햄버거, 사과, 양배추, 옥수수, 초밥

메뉴 사례

거의 통상적인 식품으로 상관없지만 초반에는 작게 자르거나, 부드럽게 하는 조리를 한다. 35mm 이상의 개구가 가능해지면 식품의 크기를 고려할 필요는 없을 것이다. A~C는 끊기, 씹기, D~F는 입에 넣기에 도움이 된다.

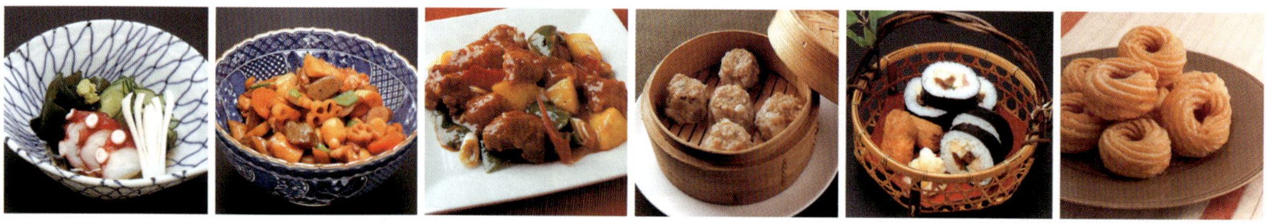

A: 문어와 오이 초절임 B: 닭과 연근 조림 C: 탕수육 D: 만두 E: 김밥 F: 도넛

그림 3. **재활운동기의 식사 사례.**
(요리사진은 "基礎と献立. 服部栄養専門学校, 2006(비매품)"에서 허락을 얻어 게재. A: 일본 요리편 127항, B: 114항, E: 137항, C: 중국 요리편 83항, D: 95항, F: 제과·빵편 97항)

식품은 조리·가공에 의해 먹기 쉬운 정도가 달라진다. 형상으로는 잘게 썬 것>주사위 모양>덩어리 형태의 순으로, 성상으로는 삶은 것·익힌 것>날 것의 순으로 저작하기 쉬워진다[9](그림 1). 증상에 맞춰서 조리방법을 조절하면 된다. 그림 2에 악관절장애 급성기의 식사 사례, 그림 3에 재활운동기의 식사 사례를 제시한다.

3 증형별로 본 섭식 곤란

Haketa 등(2006)[10]의 조사 결과 악관절장애 환자에서도 증형에 따라 섭식 곤란을 호소하는 내용이 차이가 있었다.

저작근통장애군, 악관절통장애 혹은 변형성 악관절장애군, 악관절원판장애군의 3군으로 나눠서 입에 넣기, 자르기, 씹기 곤란한 정도를 군 간 비교했더니, 입에 넣기에 관해서는 악관절원판장애군이 다른 2군보다 유의하게 곤란함을 높게 느끼고 있었고, 3군 간에서는 저작근통장애군이 다른 2군보다도 유의하게 곤란함을 낮게 느끼고 있었다. 하지만 자르기와 씹기 곤란한 정도에 관해서는 3군 간에 유의한 차이를 볼 수 없었다. 또한 이런 상황을 반영하고 있을 것으로 생각하였으나, '전반적인 식사의 자유롭지 못함'의 정도도 악관절원판장애군이 유의하게 높은 결과를 얻었다. 이런 결과에서 알 수 있듯이 개구장애가 강하게 나타나고 있는 급성기의 비정복성 관절원판 전방전위 증례에 대해서는 특히 식사 지도에 주의해야 한다.

참고문헌

1) 山野善正. おいしさとテクスチャー, 咀嚼·嚥下. おいしさの科学事典. 山野善正 総編集, 朝倉書店, 2003;234-244.
2) 西成勝好. 食感の創出素材ーテクスチャーモディファイヤーの現状と課題ー. 日本調理科学会誌. 2005;**38**(5):397-403.
3) 内田達郎. 全部床義歯による咀嚼能力の評価に関する研究ー咀嚼能力に影響する因子と評価に適した食品の検討ー. 口病誌. 1991;**58**(1):182-197.
4) 宮谷真理子, 阿部友里子, 茂木悦子, 野村真弓, 河野みち代, 柳沢幸江, 石井武展, 末石研二. 不正咬合者における食べにくい食品の有無と咬合力評価. 歯科学報. 2010;**110**(6):775-783.
5) 嶋谷庸子, 山口泰彦, 小松孝雪, 會田英紀, 山本智史, 大畑 昇. 食品摂取アンケートを用いた顎関節症患者の咀嚼機能評価. 補綴誌. 2000;**44**:160-167.
6) 堀尾 強. 食品の性状と嗜好性. 日本味と匂学会誌. 2000;**7**(3):313-316.
7) The TMJ Association, Ltd. TMD nutrition and you. http://www.google.co.jp/url?sa=t&rct=j&q=&esrc=s&source=web&cd=1&ved=0ahUKEwjlysX7-cPSAhUBx7wKHVFfD5EQFggaMAA&url=http%3A%2F%2Fwww.tmj.org%2Fcommon%2Ffile%3Fid%3D179&usg=AFQjCNE5eipxfvHmzlkBHkDI9fwImRJJkw&bvm=bv.148747831,d.dGc
8) 木野孔司, 杉崎正志, 伊介昭弘, 児玉純子, 羽毛田 匡, 雨森陽子, 渋谷寿久, 佐藤文明, 小林明子, 儀武啓幸, 石川高行, 佐藤麗奈, 依田哲也, 渋谷智明. 顎関節症患者の多次元評価プロトコール作成のための予備調査結果 第3報 困難理由別食品. 補綴誌. 2002;**46**(第108回特別号):140.
9) 神山かおる. 食品の切り方と咀嚼特性. 日本調理科学会誌. 2008;**41**(6):363-369.
10) Haketa T, Kino K, Sugisaki M, Amemori Y, Ishikawa T, Shibuya T, Sato F, Yoshida N. Difficulty of food intake in patients with temporomandibular disorders. *Int J Prosthodont*. 2006; **19**: 266-270.

CHAPTER V-4

재활운동 후의 경과와 치료 목표

Kino Koji 木野孔司

재활운동을 실시함에 있어서 일반적인 증상의 경과를 알고 환자의 치료 상태를 파악할 필요가 있다.

이번 장에서는 동경의과치과대학 악관절치료부에서 가장 많았던 비정복성 관절원판 전방전위 증례(발생 초기례)의 전형적인 경과를 설명한다. 이에 더하여 TCH 등의 병인이 되는 문제도 순조롭게 개선되고 있는 것이 전제이다.

1 재활운동에 의한 일반적인 증상의 경과

초진 당시의 개구량은 무통 개구량 20mm 전후, 최대 개구량은 30mm 미만 정도일 것이다. 정기적으로 재활운동을 하면 서서히 무통 개구량이 커지고 최대 개구량도 증가한다. 무통 개구량이 35mm 이상이 되면 음식을 입에 넣는 동작이 편해지기 때문에 식사에 지장이 가는 일이 확실히 적어진다.

재활운동을 더욱 진행하여, 무통 개구량이 40mm를 넘어서면 운동 시 통증 자체가 경감되어간다. 하악두의 전방활주량이 충분해질 때쯤에는 무통 개구량과 최대 개구량이 일치한다. 그렇더라도 관절가동화훈련을 지속해가면 강제 개구에서도 통증이 생기지 않는다. 이렇게 되고 나면 재활운동은 종료한다(그림 1).

재활운동의 기간에 대해서는 병으로 고민해온 기간에 따라서, 혹은 일상생활에서의 운동 실시 상황에 따라서 달라지기 때문에 명확하게 이야기하기는 어렵다. 하지만 어느 정도 재활운동을 계속한다면, 2주 후의 검사 시에는 개구량이 커져 있을 것이다.

2 악관절장애 치료의 목표

당연한 것이지만 환자에게서 동통과 기능장애가 사라졌다는 것을 보고받았다면 초진 시와 같이 문진과 각종 검사를 시행하여 증상의 개선을 확인한다. 건강한 악구강에 있어서는 자신의 손가락

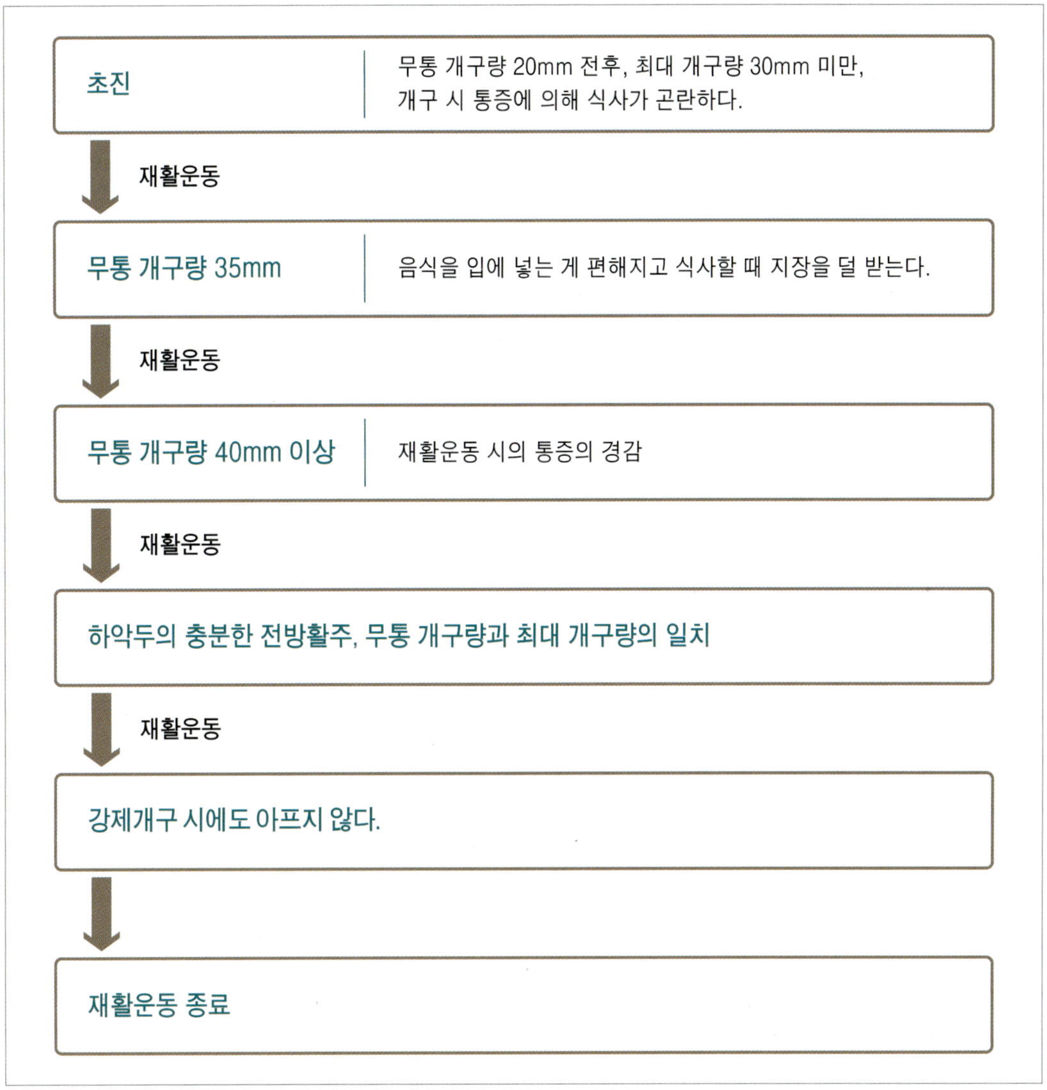

그림 1. 재활운동을 시행한 악관절장애 환자에 있어서 일반적인 증상의 경과.

으로 강제 개구하여 동통을 발생시키는 것은 불가할 것이며, 치료가 되고 있다면 환자 자신이 양손의 손가락을 상하악 절치에 대고 강제 개구하더라도 동통이 생기지 않는 것을 확인할 수 있다. 또한 안면이나 두부의 압통도 소실되어, 양측 하악두의 전방활주량이 충분한지도 촉지 가능할 것이다. 그리고 악관절이나 저작근의 문제가 개선되어 있다면 좌위의 환자에게 자잘한 태핑(tapping)을 지시했을 때 교합점이 일정화되어 하악위가 안정화되어 있음을 확인할 수 있다. 이런 상태가 되면 악관절장애의 치료는 종료된 것이며 필요한 보철수복치료나 교정치료를 개시할 수 있다.

CHAPTER V-5

재활운동이 듣지 않는 경우의 대응

Haketa Tadasu 羽毛田 匡

악관절장애에 대한 재활운동의 효과는 대부분 2주간의 치료경과마다 진찰을 행하여 평가한다. 일본악관절학회의 '환자 본인이 시행하는 개구훈련에 대한 진료 가이드라인'에서는 훈련 개시 후 2주간의 평가로 증상이 악화되어 있는 경우에는 전문의에게 소개하는 것을 권하고 있다.

재활운동이 듣지 않는 상황에서는 악관절장애와 헷갈리기 쉬운 개구장애를 가지는 병이 있는 경우, 혹은 치료하기 힘든 악관절장애의 경우를 생각할 수 있다.

1 악관절장애와 헷갈리기 쉬운 개구장애를 가지는 질환

재활운동을 실시함에 있어서 악관절장애 이외의 질환은 병력이나 증상을 기반으로 하여 감별진단으로 제외하는 것이 전제이지만, 증상이 유사해 치료가 시행되기 쉬운 2개 질환이 있다.

(1) 저작근건·건막과형성증

저작근(교근, 측두근 등)의 건 혹은 건막의 과형성에 의해 근의 신전성이 저하되어 개구장애를 초래하는 질환이다. 대다수는 소년기 이후 서서히 개구 제한이 진행된다. 조직학적으로 근의 신전 제한이 생기기 때문에 재활운동을 하더라도 개구량이 잘 증가하지 않는다. 특징으로는 안모 소견에 있어서 하악각이 과한 square mandible이 자주 보이는 것, 개구장애가 서서히 진행되는 것, 최대 개구 시에 교근전연에 단단한 조직을 만질 수 있다는 것 등이 있다. 재활운동을 실시하여도 악관절부에 동통이 생기는 경우는 적다.

(2) 악관절강직증

감염이나 외상이 주된 원인으로 발생하여, 골성 강직과 섬유성 강직이 있다. 골성 강직의 경우에는 거의 개구가 불가능하며, 골의 변형이 명료하며 방사선사진으로 용이하게 감별할 수 있다. 한편 섬유성 강직에서는 다소의 개구는 가능하다. 재활운동에 의해 약간의 개구량의 증가를 보이는 경우가 있지만, 강제 개구로 술자가 부하를 가했을 때의 저항감(end feel)이 단단하고 개구량의 증가량

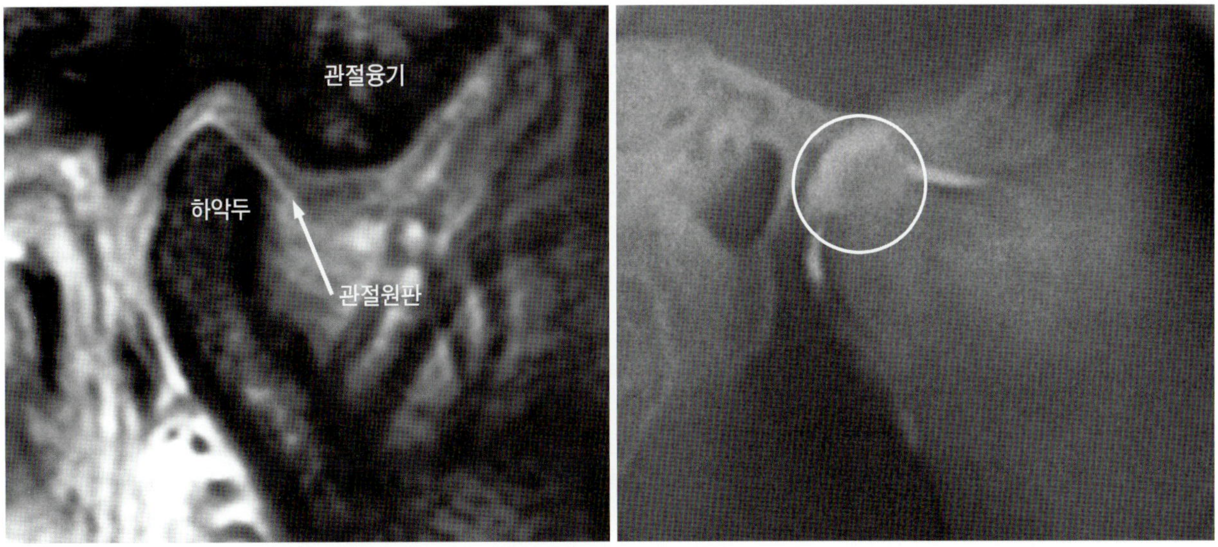

그림 1. 62세 남성의 우측 악관절에 보이는 섬유성 강직증.
왼쪽: 우측 악관절의 MRI 영상. 하악두와 관절융기가 있는 측두골과의 사이에 골의 연속이 관찰되진 않지만 하악두의 골은 경화성 변화가 생겨 신호강도가 저하되어 검게 보인다. 또한 관절원판이 있어야 할 위치에 있어서 관절원판으로 볼 수 있는 구조는 명료하지 않다.
오른쪽: 상관절강에 조영제를 주입하여 단층촬영한 방사선사진. 원으로 둘러싼 영역은 그 앞뒤처럼 확실한 조영제의 윤곽을 가지지 못하고, 희미하게 넓어져 있다. 이것은 관절강 내에 있어서 섬유성분이 관절강을 채우고 있기 때문에 조영제가 섬유 사이사이에 분산되어 있음을 제시하고 있어, 섬유성 강직증을 강하게 의심할 수 있었다.

이 적다. MRI 검사를 통해 확진되지만 확진에는 악관절강 조영 검사가 필요한 경우도 있다(그림 1).

재활운동 개시부터 2주 후의 재진 시에서 상기의 질환이 의심되는 경우에는 전문의에게 소개한다(소개할 때에는 이 책 부록의 진료정보제공서를 활용한다).

2 재활운동이 잘 듣지 않는 악관절장애

재활운동이 바르게, 그리고 충분하게 실시되어 있지 않은 경우와 전위된 관절원판의 후부결합조직이 강고하고 용이하게 신전되지 않는 경우를 생각할 수 있다.

(1) 재활운동이 정확하고 충분하게 실시되지 않는 경우

재활운동에서는 동통이 생기는 개구범위까지 환자 자신이 직접 손으로 개구를 시행하지 않으면 안 된다. 그러므로 환자에게는 정형외과 영역에서의 재활치료와 같이 동통을 동반하는 훈련에 의해 동통 발현 영역을 좀 더 큰 운동범위로 키워가는 것이 목적임을 설명하여 노력하여 훈련하도록 한다.

그래도 동통을 견디지 못하고 충분한 훈련을 실시하지 못하는 환자도 있다. 그런 경우는 식후에 시행하는 재활운동 전에 진통제를 복용하여, 30분 정도 경과하고 효과가 발현한 시간대에 운동을 실시한다. 약효에 의해 진통 효과를 얻고 있기 때문에 동통에 대한 공포심이 누그러져, 효과적으로 재활운동을 실시할 수 있게 된다.

(2) 전위된 관절원판의 후부결합조직이 강고하고 용이하게 신전되지 않는 경우

이 경우는 바르게 재활운동을 실시하고 있더라도 개구량의 증가가 보이지 않는다. 손가락에 의한 개구로는 손가락의 통증이 생기거나 견인하는 팔의 근력이 부족하거나 하여 충분한 힘을 가하지 못하기 때문이다. 이러한 때는 개구훈련기(column 3 참조) 등의 기구를 사용해서 재활운동을 실시한다. 개구훈련기를 사용하면 지렛대의 원리를 이용해서 지지점을 중심으로 하여 힘점을 쥐어 작용점이 상하 치열을 개구시키기 때문에 손가락에 비해 작은 힘으로 개구시키는 것이 가능해 효과적이다.

악관절장애이긴 하지만 재활운동 개시 2주 후의 치료경과가 변하지 않는 경우에는 상기 2가지 대처방법을 시험하여, 2주 후에 다시 진찰과 검사를 시행한다. 증상의 개선 정도에 따라서 치료의 지속, 혹은 전문의에게 소개를 판단한다.

CHAPTER VI

재활운동치료의 실시 증례

CASE 1 [저작근통장애]

Shibuya Toshihisa 渋谷寿久

환 자 68세, 여성

주 소 턱이 피곤하고 입을 벌리면 아프다.

현 병력 3개월 전부터 턱이 무겁다고 느끼고, 단단한 것을 먹으면 피곤해지기 쉽고, 저작하는 것이 귀찮아지고 있다. 또한 밤이 되면 대개구 시에 턱이 당기는 느낌이 생기게 되었다. 1개월 전부터는 개구 시 혹은 저작 시에 턱에 통증이 생기게 되어, 정형외과에서 처방 받은 인도메타신크림 등을 사용했으나 개선되지 않았다.

현재 증상·소견 통증의 부위는 좌우의 교근부(그림 1-1). 개구량은 무통 최대가 30mm, 유통 최대가 40mm, 강제 최대가 44mm(그림 1-2, 1-3)로 좌우 교근부에 개구 시 통증이 유발되었다. 촉진에 의해 좌우의 측두근 전방부 및 교근체부에 압통이 유발되었지만, 개구 시 통증은 좌우 교근체부뿐이었다. 관절잡음은 좌우 둘 다 촉지되지 않았다. 또한 상하 치열을 떨어뜨린 상태를 유지시키면 불쾌감을 나타내었기에 TCH가 있다고 생각되었다. 파노라마 방사선사진 혹은 파노라마 4분할 단층사진에서 이상 소견은 보이지 않았다.

기왕력 30년 전 자궁근종 수술력이 있다. 현재는 고혈압증이 있지만 투약에 의해 조절 중이다. 작년에 남편이 위적출술을 받아 가정에서의 식사 내용이 변화되었다. 또한 내년에는 아들의 가족과 동거 예정으로 집의 리모델링 공사 등 생활의 변화에 스트레스를 느끼고 있다고 한다.

진 단 악관절장애–양측성 저작근통장애

치료와 경과 병태 설명 후 재활운동(근신전훈련, 개구유지훈련)을 지도하였다. 또한 안정간극의 상실이 보이므로 TCH 시정 지도를 동반해서 시행하였다.

치료 개시 2주 후(2회째), 개구량은 무통 최대가 34mm, 유통 최대가 43mm, 강제 최대가 46mm로 전체적으로 증가하였다. 재활운동 개시 초반에는 근신전 시에 통증이 발생하였기에 개구량은 통증이 생기기 직전에 멈추게 하고, 횟수도 지정한 양을 채우지 못하였다. 따라서 다시 재활

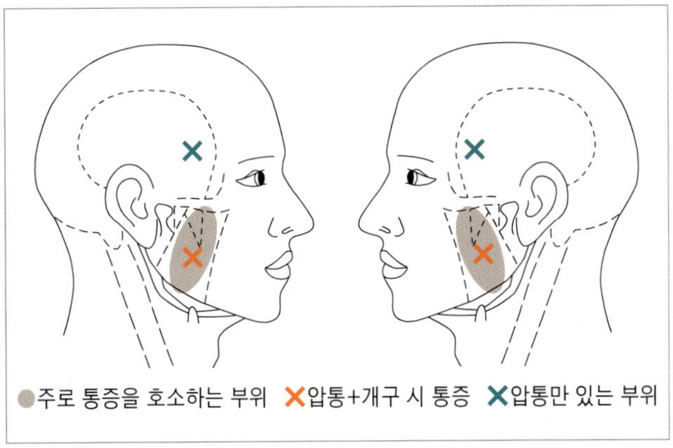

그림 1-1. 통증의 종류와 부위.

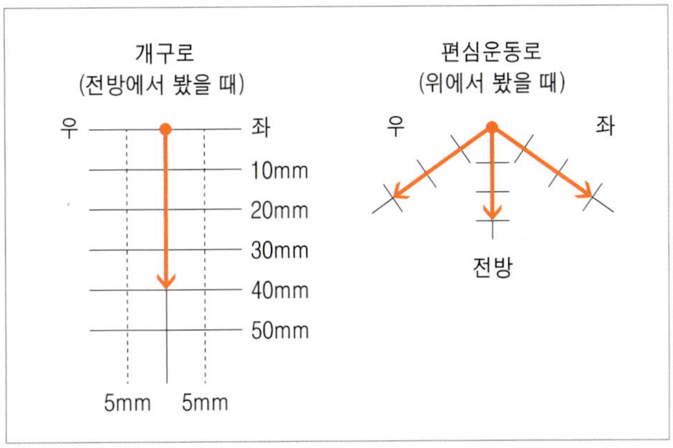

그림 1-2. 절치점의 궤적(하악 중절치 근심우각부).

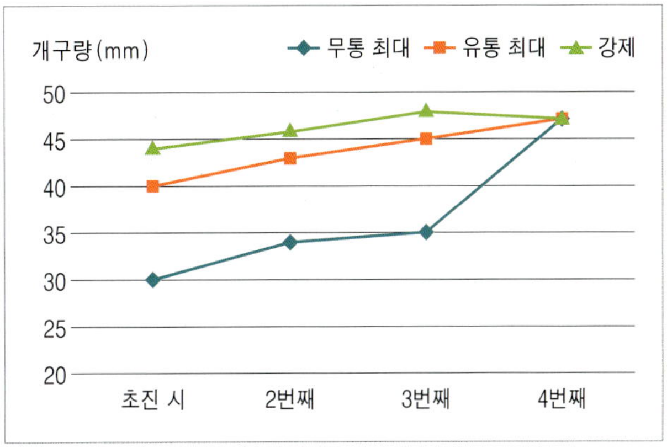

그림 1-3. 개구량(절치 간 거리)의 추이.

운동의 필요성에 대해 설명하고 운동을 계속하도록 지시하였다.

치료 개시 4주 후(3회째), 개구량은 무통 최대가 35mm, 유통 최대는 45mm, 강제 최대가 48mm로, 개구량의 큰 증가는 보이지 않지만 통증의 강도는 줄기 시작하였다. 밤에 턱의 위화감도 생기지 않게 되었다.

치료 개시 8주 후(4회째), 개구량은 강제 최대가 47mm가 되고(그림 1-3), 통증이 생기지 않게 되었다. 저작 시 통증도 소실되어 일상생활에서도 지장이 나오지 않았기에 재활운동은 종료하고 경과 관찰로 이행하였다.

코멘트 통증이 있는 경우 환자는 재활운동을 적극적으로 하고 싶지 않아 한다. 특히 재활운동 개시 시에는 통증이 일과성으로 증가하는 경우가 있지만 재활운동에 대한 환자의 동기를 유지하기 위해서라도 이런 증상의 변화 가능성에 대해 충분히 설명하는 것이 중요하다.

CASE 2 [저작근통장애]

Shibuya Tomoaki 澁谷智明

환 자 24세, 여성

주 소 입이 아파서 벌리지 못한다.

현 병력 2주 전 대개구 시 및 저작 시에 우측 협부에 통증이 발생하여 가까운 치과의원에서 수진하였으나 상태를 지켜보자는 얘기를 들었으나 다른 치료는 시행하지 않았다. 1주 전부터는 하악 전치부에도 둔통이 생기기 시작했다.

현재 증상·소견 통증의 부위는 우측 교근부(그림 2–1). 개구량은 무통 최대가 30mm, 유통 최대가 35mm, 강제 최대가 42mm로(그림 2–2, 2–4), 우측 교근부에 개구 시 통증이 유발되었다. 촉진에서는 우측 교근에 압통이 나타나고 개구 시 통증 부위와 일치했다. 또한 압통 부위의 촉진을 지속했을 때 하악 전치부에 둔통이 생겼다. 하악 전치부에는 우식, 치은의 발적이나 종창은 보이지 않고 동요도는 0, 타진통은 없었고, 치주포켓의 깊이도 1~2mm 정도로 출혈도 없었다. 파노라마 방사선사진에서도 이상 소견은 보이지 않았다(그림 2–3). 또한 증상이 생기고 나서는 기상 시에 꽉 무는 느낌이나 입을 벌리기 불편함을 느끼는 경우가 많다고 하였다. 또한 상하 치열을 떨어뜨린 상태를 유지하여도 불쾌감을 나타내지 않았기에 TCH는 없다고 생각하였다.

기왕력 특기사항 없음

진 단 악관절장애–우측 저작근통장애(근근막통에 의한 하악 전치부의 관련통 의심)

치료와 경과 병태 설명 후 근육의 스트레칭을 목적으로 한 재활운동(근신전훈련)의 지도를 시행하였다. 통증 때문에 불편하다고 호소하여 비스테로이드성 항염증제(NSAIDs)를 내복(3회/일)하도록 7일분 처방하였다. 또한 기상 시에 이를 악무는 느낌이 있어 수면 시 이갈이가 연관되어 있을 가능성을 생각하여 교합안정장치치료도 시행하여 인상 채득하였다.

치료 개시 1주 후(2회째), 개구량은 무통 최대 35mm, 유통 최대 42mm, 강제 최대 45mm로 증가하고 통증도 경감되었다. 재활운동을 지속하면서 교합안정장치의 사용(수면 중에만)을 개시하였

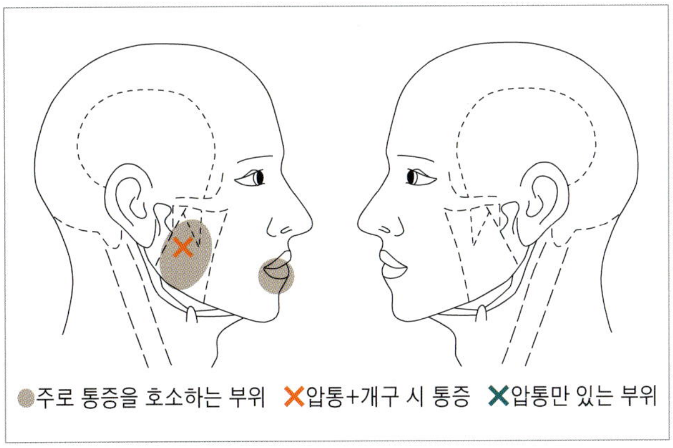

그림 2-1. 통증의 종류와 부위.

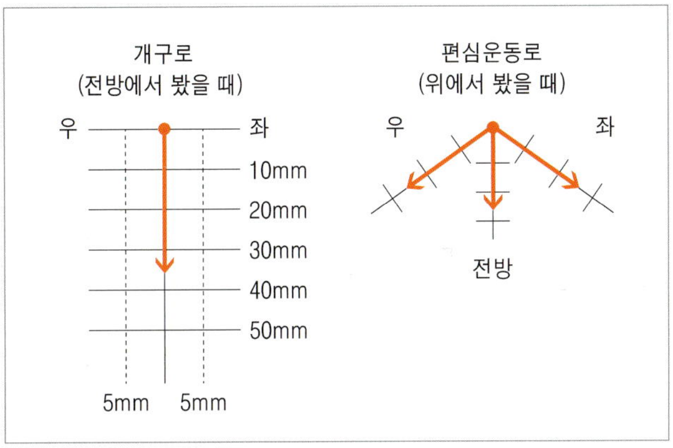

그림 2-2. 절치점의 궤적(하악 중절치 근심 우각부).

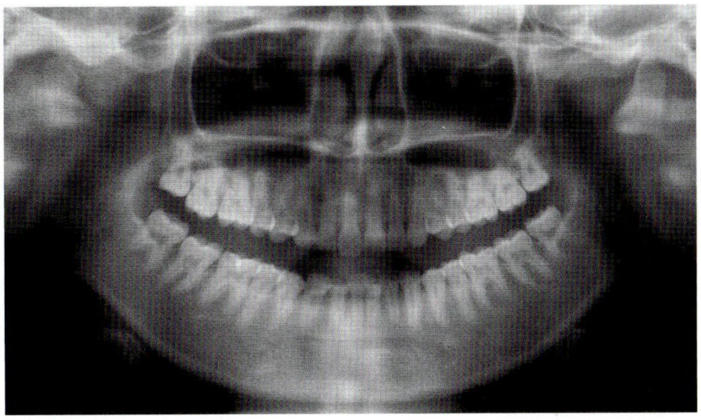

그림 2-3. 초진 시 파노라마 방사선사진.

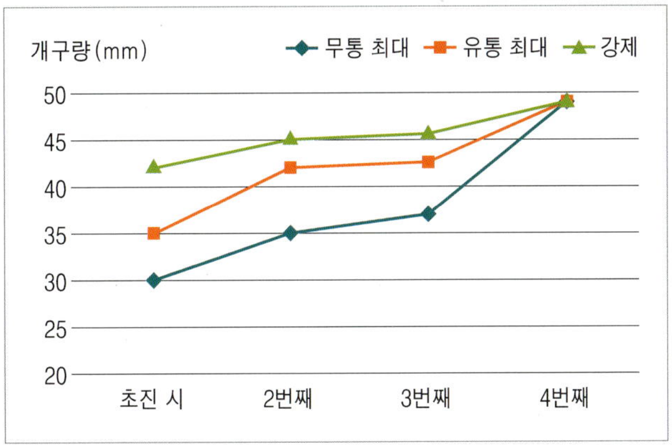

그림 2-4. 개구량(절치 간 거리)의 추이.

다. 또한 splint 사용에 의해 수면 시 이갈이가 일과성으로 경감한 가능성이 있다는 것, 그 경우라도 3~4주 후에는 원래의 이갈이 수준으로 돌아갈 가능성이 있기에 4주간의 사용을 지시하였다.

치료 개시 5주 후(3회째), 개구량은 무통 최대 37mm, 유통 최대 42mm, 강제 최대 45mm로 이 동안에 증상 개선은 그다지 보이지 않았다. 환자에 의하면 splint치료를 개시하고 나서 재활운동은 그다지 안하게 되었다고 하였다. 재활운동의 중요성에 대해 다시 설명하여, 빈도를 줄이지 않도록 지시하였다. 또한 splint치료에 대해서는 개선이 없었기 때문에 사용을 중지하였다.

치료 개시 9주 후(4회째), 개구량은 강제 최대가 49mm로(그림 2-4), 통증의 유발이 보이지 않았기 때문에 통원은 종료하였다. 또한 교근의 압통이 소실되어 있었고 동시에 초진 시 있었던 하악 전치의 통증도 소실되어 있었기에 이 통증은 교근 유래의 관련통으로 생각되었다. 그리고 기상 시의 눌리는 느낌도 신경 쓰이지 않게 되었다.

코멘트 치료 개시 1주 후에 통증의 경감이 보였지만 악관절장애는 일반적으로는 self-limiting 질환이기 때문에 자연 관해의 영향 혹은 NSAIDs의 효과였을 가능성도 생각할 수 있다. 일본악관절학회 진료 가이드라인에서는 저작근통장애의 환자에 대한 상악 교합안정장치의 사용이 추천되고 있다.[1] 하지만 본 증례에서는 splint치료를 약 1개월간 시행하였으나 증상의 개선을 얻을 수 없었다. 환자가 splint 사용 중에는 재활운동을 그다지 시행하지 않고, 그 후 splint치료를 중지하고 다시 운동을 적극적으로 시행시켰더니 1개월 정도 후에 증상이 소실되었기에 재활운동의 중요성이 재인식되었다. 또한 NSAIDs의 사용은 초기에만 하는 것으로 하고, 부작용을 생각해서라도 2주 이상의 사용은 피해야 할 것이다.

CASE 3 [악관절통장애]

Nishiyama Akira 西山 暁

환 자 45세, 남성

주 소 오른쪽 귀 앞의 통증

현 병력 수면무호흡증 때문에 지속양압호흡요법(CPAP)으로 치료 중이다. 3개월 전에 구강 내 장치(oral appliance; OA)를 사용한 치료로 변경하고 나서 우측 턱에 통증이 출현하였다. OA의 하악 전방이동량을 줄였지만 사용하면 통증이 심해진다. 이전부터 같은 부위에 경도의 기능 시 통증의 자각은 있었지만 생활에 지장이 없었기에 특별한 대응은 하지 않았다. 현재는 통증이 심하여 OA의 사용은 중지하고 있다.

현재 증상·소견 통증의 부위는 우측 악관절부(그림 3-1). 개구량은 무통 최대가 29mm, 유통 최대가 39mm, 강제 최대가 46mm(그림 3-2, 3-3)로, 우측 악관절부에 개구 시 통증이 유발되었다. 또한 우측방운동 시와 전방운동 시 및 촉진 시에도 우측 악관절부의 개구 시 통증이 유발되었다. 관절잡음은 없었다. 파노라마 방사선사진에서 악관절부의 이상 소견은 보이지 않았다.

진 단 악관절장애-우측 악관절통장애

치료와 경과 병태 설명 후 재활운동(관절가동화훈련)을 지도하였다. 그리고 상하 치열 간의 공간 유지에 의한 불쾌감은 없었지만 TCH의 유무를 확인하기 위한 방법을 지도하였다.

치료 개시 3주 후(2회째), 개구량은 무통 최대가 49mm, 유통 최대가 53mm, 강제 최대가 54mm로 크게 증가하였다. 하지만 통증은 사라지지 않았고, OA 사용을 재개하기 곤란하였다. TCH에 대해 체크한 결과 빈도는 적었다.

치료 개시 7주 후(3회째), 개구량은 강제 최대가 54mm였고(그림 3-3), 통증이 생기지는 않았다. OA를 사용하면 기상 시에 경도의 통증이 생기지만 재활운동을 하면 통증이 소실되어, OA 사용을 포기할 정도는 아니었고, 일상적으로는 전혀 지장이 없어서 재활운동은 지속하도록 지도하고 통원은 종료하였다.

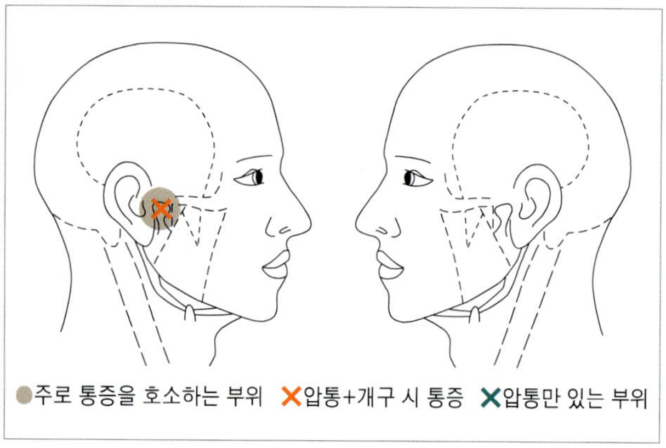

그림 3-1. 통증의 종류와 부위.

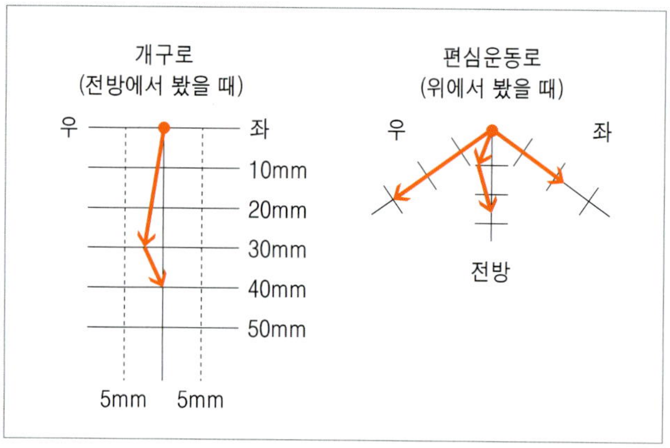

그림 3-2. 절치점의 궤적(하악 중절치 근심우각부).

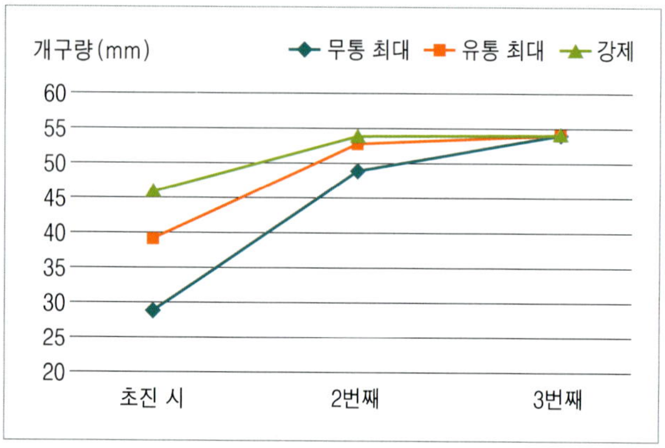

그림 3-3. 개구량(절치 간 거리)의 추이.

코멘트 수면무호흡증의 치료에 OA를 사용하면 기상 시에 악관절통을 유발하는 경우가 있는데, 대부분은 일과성으로 30~60분 내에 소실된다. 본 증례에서는 일상생활에서도 통증에 의한 곤란함이 지속되었는데, 이것은 OA 사용 전부터 악관절통이 존재했기 때문이라고 생각된다.

이렇게 악관절통이 있는 환자에 대해 수면무호흡증의 OA치료가 예정되어 있는 경우 사전에 통증을 제거해 두는 것이 OA사용의 adherence(환자가 적극적으로 치료방침에 결정에 참가하여, 그 결정에 따라 치료를 받는 것)를 향상시키기 위해서도 중요하다. 또한 악관절통이 없는 경우에도 사전에 재활운동을 시행하게 해두면 OA치료에 동반하는 악관절통의 발현을 예방할 수 있는 가능성도 있다고 한다.[2]

CASE 4 [악관절통장애]

Shibuya Toshihisa 渋谷寿久

환 자 37세, 여성

주 소 우측 턱이 아프고 입이 안 벌어진다.

현 병력 1개월 전에 스노우보드를 타다가 굴러서 눈 위에 얼굴을 부딪쳐 경도 경추 염좌로 경추 보조 장치를 끼고 경부를 고정하고 있었다. 약 3주 후 경부의 통증은 개선되었으나 우측 턱에 위화감이 생겨 서서히 개구 곤란과 통증을 동반하게 되었다.

현재 증상·소견 통증 부위는 우측 악관절부(그림 4-1). 경부에 발적이나 종창은 보이지 않았다. 개구량은 무통 최대가 20mm, 유통 최대가 26mm, 강제 최대가 28mm(그림 4-2, 4-4)로 우측 악관절부에 개구 시 통증이 유발되었다. 또한 강제 개구 중의 통증이 심하였기에 도중에 개구량 측정을 중단하였다. 촉진 시 우측 악관절부에 압통이 유발되었고 개구 시 통증과 같은 부위였다. 환자로부터 '우측의 구치부의 교합이 안 맞는 것 같다'는 호소가 있었으나, 실리콘 교합 채득재를 사용한 교합접촉상태의 확인에서는 특히 이상은 보이지 않았다. 파노라마 방사선사진 및 파노라마 4분할 단층사진에 있어서 악관절 및 악골골절의 소견은 보이지 않았다(그림 4-3). MRI 검사에서도 우측 악관절원판의 위치나 형태에 이상은 없었다. 또한 상하 치열을 떨어뜨린 상태를 유지했을 때 불쾌감을 호소하지 않았기에 TCH는 없다고 생각하였다.

기왕력 경추 염좌 이외에는 전신적 및 치과적으로 특이사항 없음

진단 악관절장애-우측 악관절장애

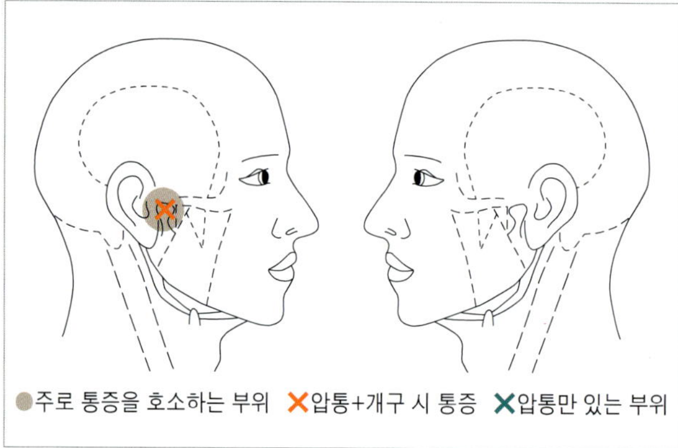

그림 4-1. 통증의 종류와 부위.

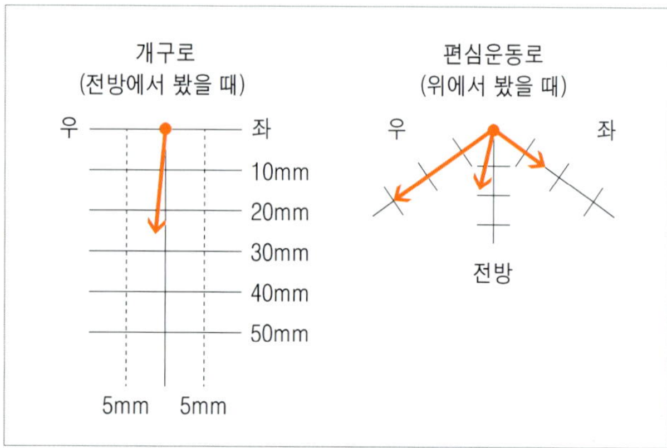

그림 4-2. 절치점의 궤적(하악 중절치 근심 우각부).

치료와 경과 악관절장애에 관한 설명을 시행한 뒤, 통증 강도가 크기에 NSAIDs(1일 3회 복용)를 2주간 처방하였고, 다음 약속까지 안정을 취하도록 지시하였다.

치료 개시 3주 후(2회째) 개구량은 무통 최대가 23mm, 유통 최대가 28mm, 강제 최대가 30mm로 증가량은 거의 없었다. 하지만 저작 시 통증 및 우측 구치부의 교합 위화감은 경감 경향을 보이고 있었기에 하악두의 가동범위 증대를 목적으로 재활운동(관절가동화훈련)을 개시하였다.

치료 개시 5주 후(3회째) 개구량은 무통 최대가 35mm, 유통 최대가 40mm, 강제 최대가 44mm로 큰 증가를 보였다. 관절가동화훈련 시에 처음에는 관절이 헐렁한 느낌이라 턱이 빠질까봐 걱정하였으나, 계속해 나가면서 개구량의 증가와 통증의 경감되는 느낌이 자각되고, 그와 동시에 재활운동에 대한 불안도 경감되었다고 하였다.

치료 개시 8주 후(4회째), 개구량은 무통 최대가 42mm, 유통 최대가 46mm, 강제 최대가 48mm로 더욱 증가하였고(그림 4-4), 통증도 가벼워 식사 중엔 통증을 자각하는 경우가 없었고 교합 이상 감각도 사라졌기에 재활운동을 지속하도록 하고 지도하고 통원은 종료하였다.

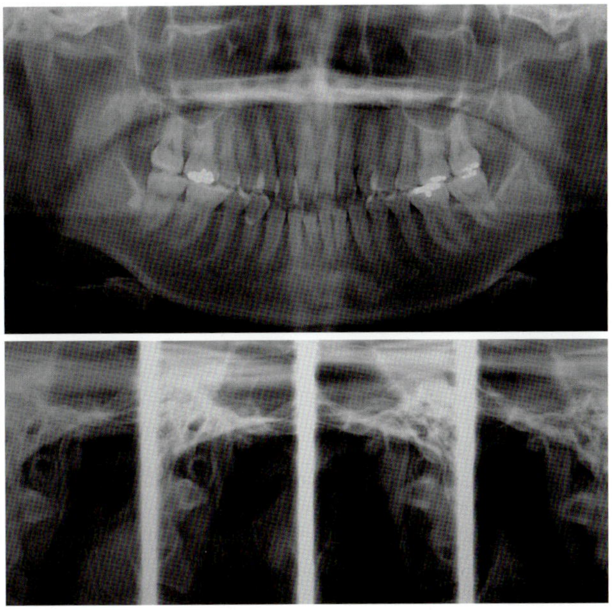

그림 4-3. 초진 시 파노라마 방사선사진, 파노라마 4분할 단층사진.

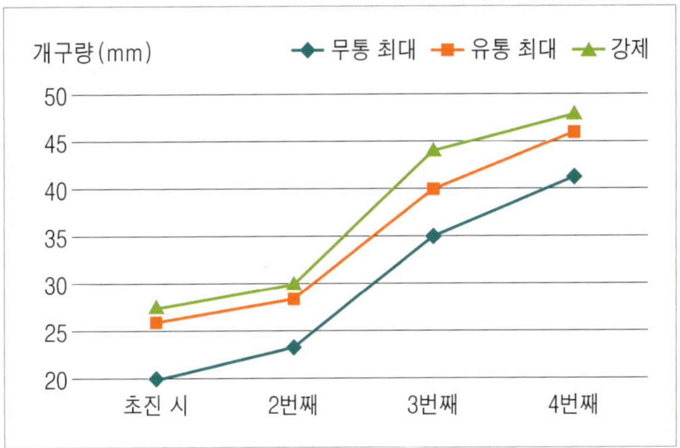

그림 4-4. 개구량(절치 간 거리)의 추이.

코멘트 개구량의 증가와 통증의 경감에 의해 식사 등의 일상생활에 있어서의 곤란함이 사라지면 강제 개구 시 통증이 잔존하더라도 환자가 자기 판단으로 재활운동을 그만두는 경우가 있다. 건강한 악관절은 강제 개구를 하더라도 통증이 생기지 않는 것이 보통이므로, 재활운동 중의 통증이 사라질 때까지는 계속할 필요가 있음을 확실히 설명해두는 게 중요하다.

또한 초진 시에 '우측의 구치부 교합이 맞지 않는 느낌이 든다'는 현상에 대해서는 교합 검사로 좌우 차이가 확인되지 않았기에 관절 내 삼출액의 저류에 의한 하악위의 변화가 아니라 통증에 의한 교합 감각 자체가 변화해서 생겼다고 생각된다.

CASE 5 [정복성 악관절원판장애(통증이 있는 경우)]

Nishiyama Akira 西山 暁

환 자 36세, 여성

주 소 입을 크게 벌리기 힘들다. 턱이 아프다.

현 병력 수개월 전부터 왼쪽 턱에서 소리가 나고 1개월 전부터는 개구 시에 왼쪽 귀 앞에 통증이 생기고, 크게 입을 벌리는 게 힘들어졌다. 통증은 점점 심해지고 있다.

현재 증상·소견 통증의 부위는 좌측 악관절부(그림 5-1). 개구량은 무통 최대가 28mm, 유통 최대가 36mm, 강제 최대가 43mm로(그림 5-2, 5-3), 좌측 악관절부에 개구 시 통증이 유발되었다. 촉진으로 좌측 악관절에 상반성 click이 확인되었다. 압통은 좌측 악관절부만 있었다. 좌측 악관절부에 발적이나 종창은 보이지 않고 파노라마 방사선사진에서도 악관절부에 이상 소견은 없었다.

상하 치열 간의 공간 유지에 대해서는 불쾌감을 표시하여 물고 있는 상태가 자연스럽다고 하였기에 TCH가 있다고 생각되었다.

기왕력 특기사항 없음

진 단 악관절장애–좌측 악관절통장애 및 정복성 악관절원판장애

치료와 경과 악관절장애에 있어서 일반적인 설명과 환자의 병태에 대해서 설명을 시행한 뒤, 재활운동(관절가동화훈련)과 TCH 시정 지도를 시행하였다.

치료 개시 4주 후(2회째), 입을 벌리기 쉬워지는 것 같다고 하였다. 개구량은 무통 최대가 42mm, 유통 최대가 45mm, 강제 최대가 48mm로 크게 증가하였으나 좌측 악관절부의 통증은 남아있었다. 관절잡음이 촉지되었으나, 환자에게 click의 자각은 없었다.

치료 개시 9주 후(3회째), 개구량은 무통 최대가 46mm, 유통 최대가 49mm, 강제 최대가 50mm로(그림 5-3), 좌측 악관절부에 경도의 통증을 느끼는 정도였다. 관절잡음이 촉지되었으나 환자 자각증상은 없었다. 일상생활에 문제가 없어졌기에 통증이 소실될 때까지 재활운동을 계속하도록 설명하고 통원은 종료하였다.

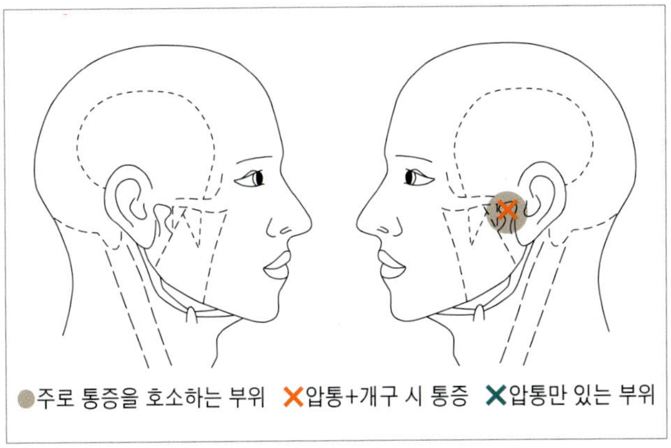

그림 5-1. 통증의 종류와 부위.

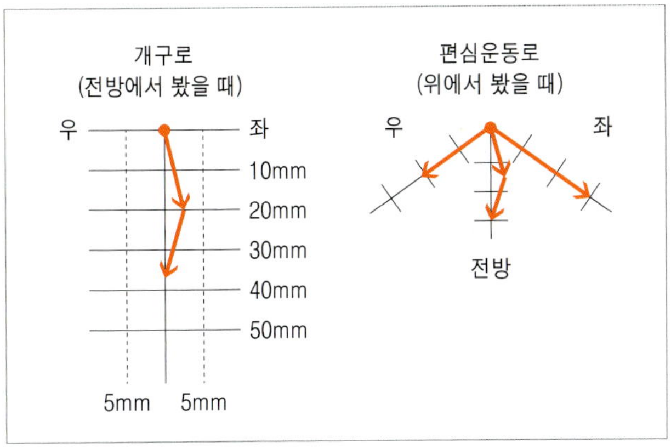

그림 5-2. 절치점의 궤적(하악 중절치 근심우각부).

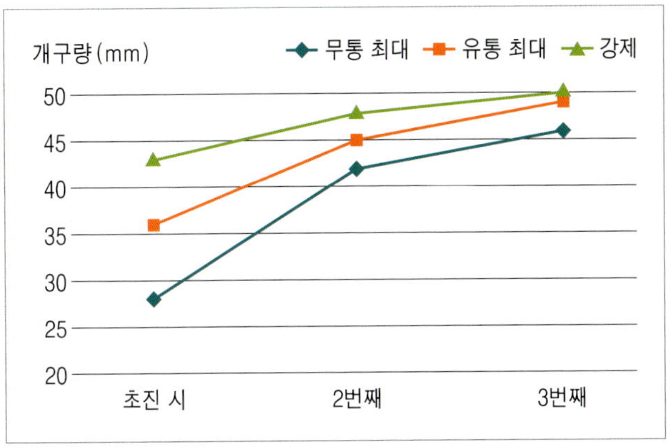

그림 5-3. 개구량(절치 간 거리)의 추이.

코멘트 관절잡음이 소실되더라도 관절원판의 전위 자체가 개선되었을 가능성은 낮다. 따라서 환자에게 관절잡음의 자각이 없어지더라도 이후 관절잡음이 다시 출현할 가능성이 있다. 이에 대해서는 치료 종료 시에도 충분히 설명해두는 게 중요하다.

CASE 6 [정복성 악관절원판장애·간헐적 Locking]

Shibuya Tomoaki 澁谷智明

환 자 17세, 여성

주 소 턱이 아프다. 아침에 일어났을 때 벌리기 힘들다.

현 병력 1년 전부터 양측의 귀 앞 부위에 입을 크게 벌리면 통증이 생기고 동시에 턱에서 소리도 나기 시작하였다. 4개월 전부터는 기상 시에 일시적으로 입이 안 벌어지는 경우가 있어, 가까운 치과의원에 진료 받고 splint치료를 개시하였다. 하지만 1주 정도 사용하여도 증상 개선이 없어서 사용을 중지하였다. 그 후로도 경과를 보고 있었으나, 증상이 변화가 없다. 입이 안 벌어질 때에는 왼쪽의 소리는 일과성으로 사라지나, 수분 내에 소리와 함께 벌어지게 된다.

현재 증상·소견 통증의 부위는 양측의 악관절부(그림 6-1). 개구량은 무통 최대가 38mm, 유통 최대가 41mm, 강제 최대가 45mm(그림 6-2, 6-4)로 양측악관절부에 개구 시 통증이 유발되었다. 개폐구 시에는 양측 악관절에 click이 촉지되었으나, 검사 중에 개구장애가 생기지는 않았다. 촉진에 의해 양측 악관절부에 압통이 보였고, 개구 시 통증 부위와 일치하였다. 양측의 교근도 압통이 보였지만 그 부위에 통증을 경험한 적은 없었다. 가족으로부터 이갈이의 지적은 없었고 구강 내에도 현저한 교모는 보이지 않았다.

파노라마 방사선사진에 있어서 양측 악관절에 이상 소견은 없었다(그림 6-3). 또한 상하 치열을 떨어뜨린 상태를 유지시켜도 불쾌감을 표시하지 않았기에 TCH는 없다고 생각하였다.

기왕력 특기사항 없음

진 단 악관절장애-양측 악관절통장애

우측 정복성 악관절원판장애, 좌측 정복성 악관절원판장애(간헐적 lock)

치료와 경과 이전 치과에서 사용하던 splint는 교합 조정이 되어 있지 않은 형태였기에 교합안정장치를 사용하기로 하고 인상 채득을 시행하여 1주 후부터 수면 시에 사용을 시작하였다.

치료 개시 1개월 후(2회째), 개구량은 무통 최대가 38mm, 유통 최대가 41mm, 강제 최대가

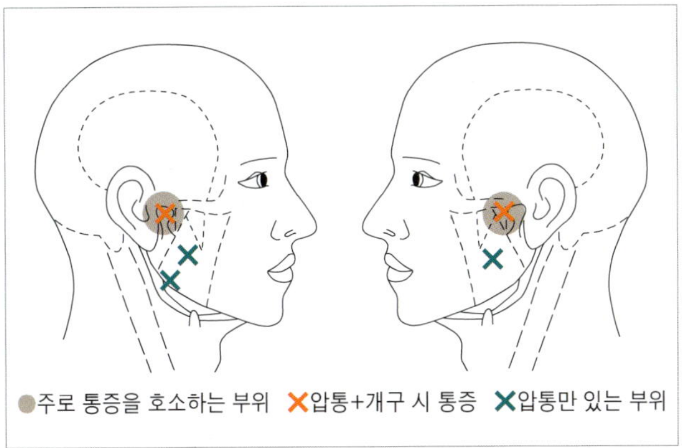

그림 6-1. 통증의 종류와 부위.

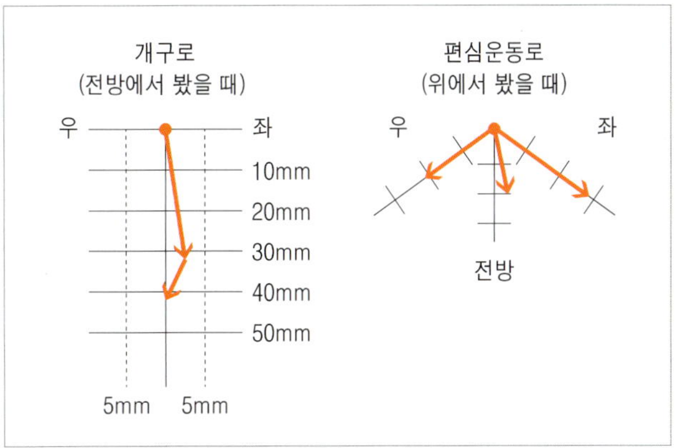

그림 6-2. 절치점의 궤적(하악 중절치 근심우각부).

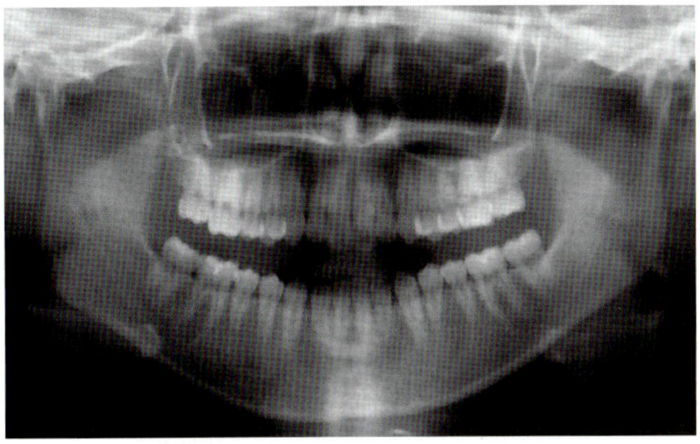

그림 6-3. 초진 시 파노라마 방사선사진.

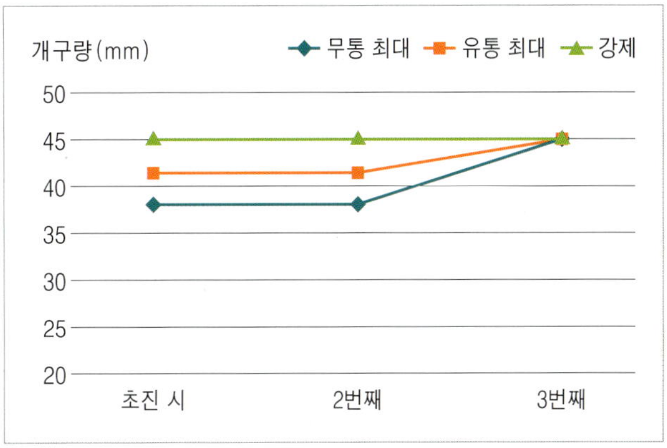

그림 6-4. 개구량(절치 간 거리)의 추이.

45mm로, 양측 악관절부의 통증에 변화는 없었다. 또한 환자의 사정에 따라 splint 체크를 사용 개시 4주 후에 하였으나(원래는 2주 후), 기상 시의 일과성 개구장애의 발현 빈도에 변화가 없었기에 splint의 장착은 중지하고 재활운동(개구유지훈련)을 하도록 지시하였다.

치료 개시 2개월 후(3회째), 개구량은 강제 최대가 45mm로(그림 6-4), 통증은 유발되지 않았다. 양측 다 관절잡음은 존재하였으나, 기상 시에 개구장애가 생기는 일은 없어졌다.

코멘트 기상 시에 간헐적 lock이 생기는 것을 고려하여 수면 시 이갈이가 의심되었다. 그래서 2번에 거쳐 splint치료를 시행하였으나, 결과적으로로 보면 간헐적 lock은 개선하지 못했다. 이에 의해 수면 시 이갈이가 관련되었을 가능성은 낮다고 생각된다.

기상 시에 증상이 악화되는 요인으로서 우선 의심하는 것은 수면 시 이갈이의 존재다. 하지만 수면 중의 하악운동은 전체적으로는 억제되고, 특히 입을 크게 벌리는 운동은 거의 나타나지 않는다. 그러한 시간이 5~8시간 지속된 결과로 직후의 악관절의 가동성이 제한될 가능성도 생각할 수 있다. 그 경우에는 본 증례와 같이 splint치료보다도 적극적으로 악관절을 움직이는 재활운동이 효과적이었다고 생각된다.

CASE 7 [정복성 악관절원판장애·간헐적 Locking]

Nishiyama Akira 西山 暁

환 자 19세, 여성

주 소 입을 벌리기 힘들 때가 있다.

현 병력 이전부터 우측 턱에 관절잡음이 있었으나, 통증은 없어서 방치하였다. 2~3년 전부터 식사 중 턱이 걸려서 입을 크게 벌리기 어려울 때가 생겼다. 개구하기 어려울 때에는 관절잡음이 일시적으로 사라지고, 동시에 우측 턱에 통증이 생겼다. 가까운 치과에서 수면 시에 splint를 장착하도록 하여 1년 전부터 사용하고 있지만 증상의 개선은 없었다.

현재 증상·소견 환자가 자각하는 통증의 부위는 우측 악관절부이지만(그림 7-1), 그 부위에 발적이나 종창은 보이지 않았다. 개구량은 무통 최대가 33mm, 유통 최대가 49mm, 강제 최대가 54mm로(그림 7-2, 7-3), 우측 악관절부에 개구 시 통증이 유발되었다. 개폐구 시에 우측 악관절에 click이 촉지되고, 촉진으로 우측 악관절부와 교근부에 압통이 보였다. 하지만 개구 시 통증을 느끼는 것은 악관절부뿐이었다. 또한 검사 중에 개구장애가 생기지는 않았다.

파노라마 방사선사진에서 악관절부에 이상 소견은 보이지 않았다. 또한 상하 치열을 떨어뜨린 상태를 유지시켜도 불쾌감을 표시하지 않아 TCH는 없다고 생각하였다.

기왕력 특기사항 없음

진 단 악관절장애-우측 악관절통장애 및 정복성 악관절원판장애(간헐적 lock을 동반)

치료와 경과 우선은 악관절장애 및 간헐적 lock에 관한 병태 설명을 시행하였다. 우측 하악두 전방활주가 왼쪽보다 약간 적었던 것과 간헐적 lock의 개선을 목적으로 적극적인 재활운동(관절가동화훈련)을 시행하도록 지시하였다. Splint에 대해서는 1년간 사용했으나 효과가 없었기에 중지시켰다.

치료 개시 5주 후(2회째), 개구량은 무통 최대가 52mm, 유통 최대가 54mm, 강제 최대가 54mm로 우측 악관절에 가벼운 통증이 유발되었으나, 무통 개구량의 큰 증가가 관찰되었다(그림

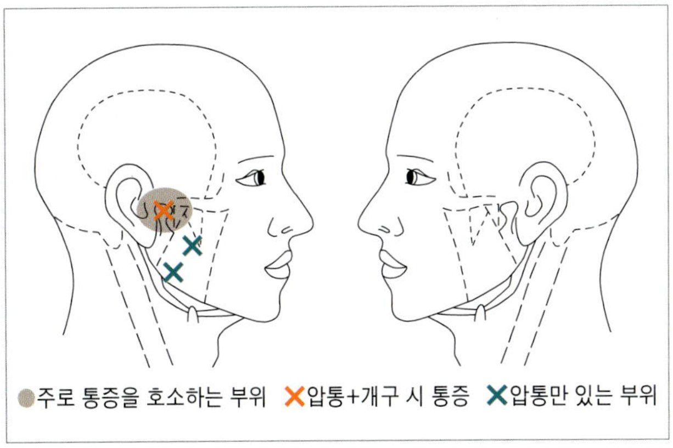

그림 7-1. 통증의 종류와 부위.

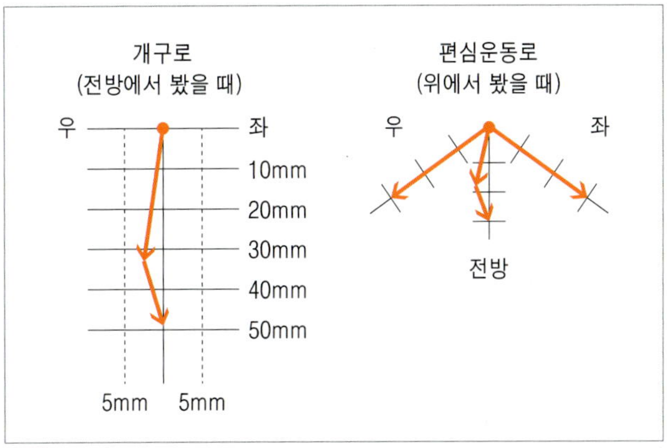

그림 7-2. 절치점의 궤적(하악 중절치 근심우각부).

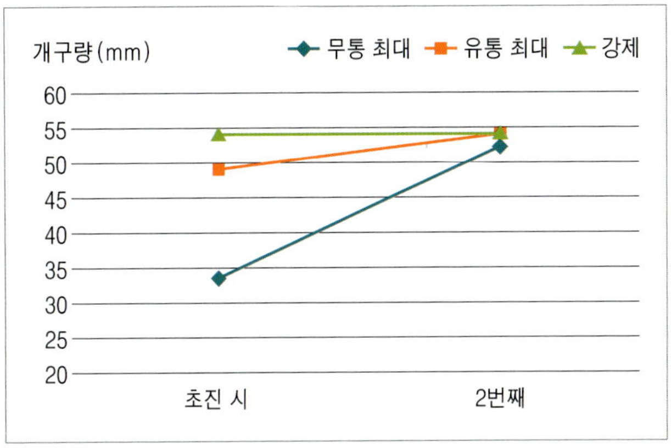

그림 7-3. 개구량(절치 간 거리)의 추이.

7-3). 우측 악관절에는 click이 촉지되었으나 식사 중에 생기던 일과성의 개구 제한(간헐적 lock)은 생기지 않게 되었고, 식사 시에 곤란함을 느끼지 않게 되었다. 따라서 통증이 소실될 때까지 재활운동을 계속하도록 설명하고 통원은 종료하였다.

코멘트 Case 6과 달리 본 증례에서는 간헐적 lock의 출현이 각성 시(식사 중)에 한정되어 있었기에 수면 시 이갈이의 관여를 생각하기 어렵다. 이러한 경우는 수면 시에 대한 접근의 의의는 적고, 악관절 자체의 가동성을 높이는 것이 중요하다. 또한 환자의 증상 증감의 타이밍 등의 충분한 청취도 적절한 치료 방침의 결정에 필수적이다.

CASE 8 [비정복성 관절원판장애]

Nishiyama Akira 西山 暁

환 자 31세, 여성

주 소 입이 안 벌어진다.

현 병력 7~8년 전부터 턱의 상태가 좋지 않고, 6년 전에 우측 귀 앞 부위에 개구 시 통증 및 저작 시 통증이 발생했다. 1년 전부터는 개구량이 감소하여, 통증도 심해졌다. 현재는 손가락 2개 정도밖에 입을 벌릴 수가 없다.

현재 증상·소견 통증의 부위는 우측 악관절부(그림 8-1). 개구량은 무통 최대가 19mm, 유통 최대가 24mm, 강제 최대가 30mm로(그림 8-2, 8-4), 우측 악관절부에 개구 시 통증이 유발되었다. 개구로는 우측으로 편위되고, 좌측방운동이 충분히 되지 않는다. 교합이 변화되고 있다는 자각이 있고, 습관성 폐구위에서 양측 구치부가 이개되어 있었다.

파노라마 방사선사진에서 악관절의 골성 변화는 보이지 않았다. MRI 검사를 시행했더니 우측의 악관절원판은 전방으로 전위되어 있고, 개구위에서 정복이 되지 않았다(그림 8-3). 또한 상하 치열을 떨어뜨린 상태를 유지시켜도 불쾌감을 표시하지 않아 TCH는 없다고 생각하였다.

기왕력 질환의 기왕력은 없다. 일은 대부분 책상에 앉아서 하는 일로 1일 6~7시간 정도라고 한다.

진 단 악관절장애-우측 악관절통장애 및 비정복성 악관절원판장애

치료와 경과 악관절장애에 있어서의 일반적인 설명과 MRI 영상을 보여주면서 구체적인 병태 설명을 시행한 뒤, 재활운동(관절가동화훈련)의 필요성과 방법을 지도하였다.

치료 개시 2주 후(2회째), 개구량은 무통 최대가 40mm, 유통 최대가 46mm, 강제 최대가 47mm로 큰 폭으로 증가하였고, 우측 악관절에 crepitus가 촉지되었다.

치료 개시 6주 후(3회째), 개구량은 무통 최대가 48mm, 유통 최대가 50mm, 강제 최대가 53mm로 더욱 증가하였다. crepitus음은 남아있었다.

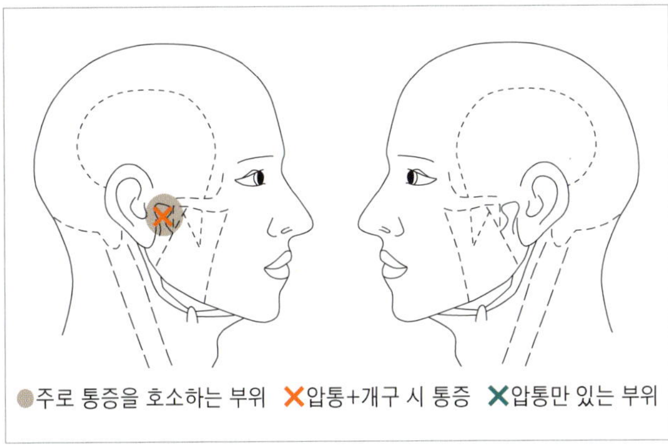

그림 8-1. 통증의 종류와 부위.

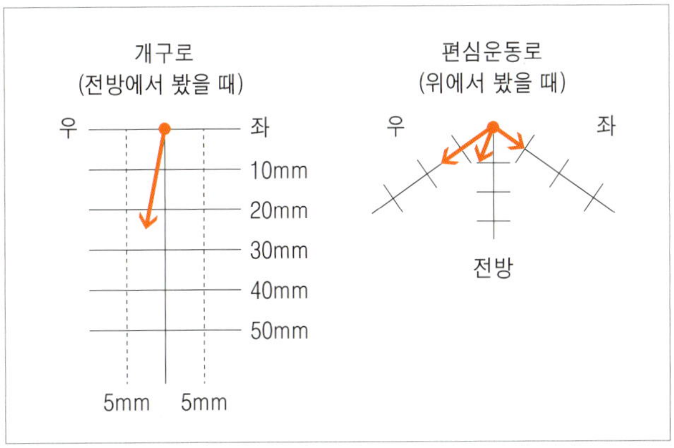

그림 8-2. 절치점의 궤적(하악 중절치 근심우각부).

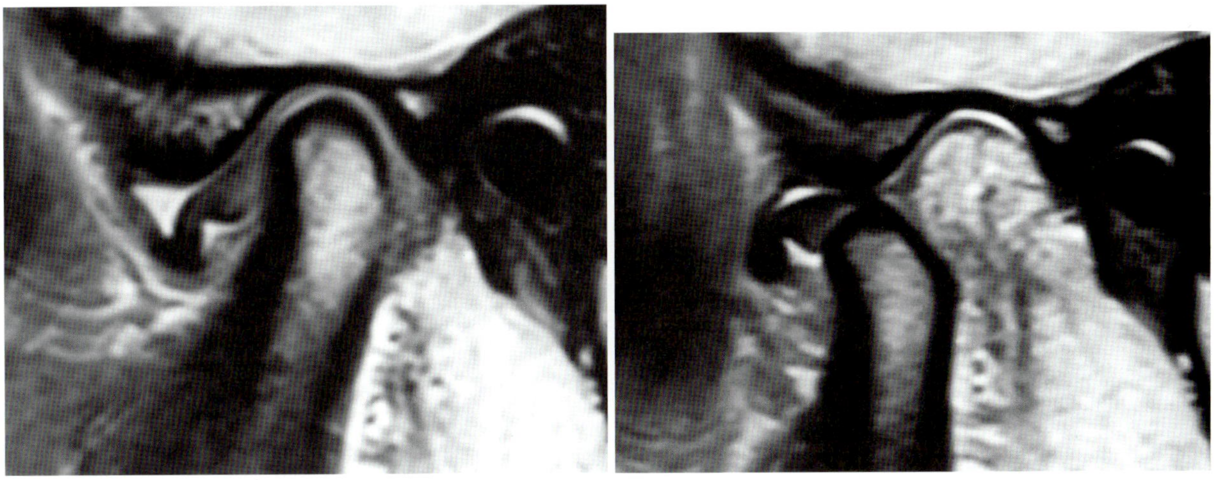

그림 8-3. 초진 시의 MRI 영상.

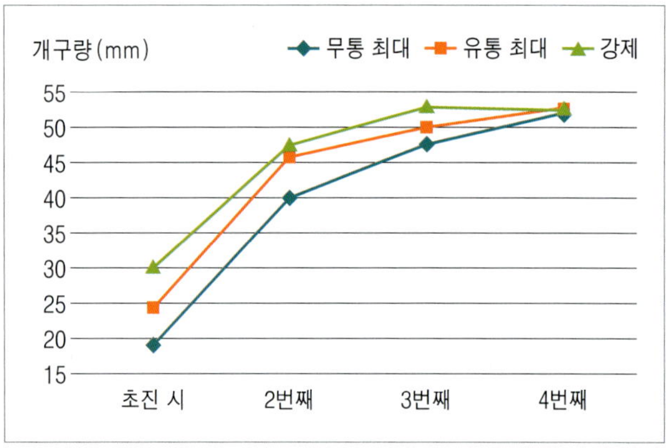

그림 8-4. 개구량(절치 간 거리)의 추이.

치료 개시 10주 후(4회째), 개구량은 무통 최대가 52mm, 유통 최대가 53mm, 강제 최대가 53mm가 되어(그림 8-4), 통증은 약간 있으나 경도이며, 일상생활에서 통증을 자각하는 경우는 거의 없었고 식사에서도 문제가 없었다. 또한 초진 시에 느꼈던 교합 이상에 대해서도 크게 신경 쓰이지 않게 되었으며 습관성 폐구위에서도 구치부의 접촉이 관찰되었기에 재활운동을 계속하도록 설명하고 통원을 종료하였다.

코멘트 비정복성 악관절원판장애의 전형적인 증상은 closed lock이라고 불리는 강한 개구 제한이다. 하지만 '개구 제한을 동반하지 않는' 비정복성 악관절원판장애라는 병태도 존재한다. 즉, 비정복성의 관절원판 전위가 생겨 있더라도 개구 제한을 느끼지 않을 정도까지 개구량을 증가시키는 것은 가능하다. 이것을 환자에게 설명하여 재활운동의 동기를 향상시킬 수 있다.

CASE 9 [변형성 악관절장애]

Shibuya Toshihisa 渋谷寿久

환 자 57세, 여성

주 소 왼쪽 턱이 아프다. 교합이 일정하지 않다.

현 병력 7년 전 하악 양측에 6개, 상악 좌측에 3개 임플란트치료를 받았다. 이때부터 교합이 이전과 달리 불안정한 느낌이 있었다. 1년 전부터 식사를 하면 왼쪽 턱에 위화감이 생기고, 개구량도 서서히 감소되었다. 가까운 치과에서 상담했더니 악관절장애로 진단받아 수면 중에 splint를 사용하게 되었다. 하지만 식사 중에 좌측 두부에서 악하부까지의 영역에서 통증이 생겼다.

현재 증상·소견 통증의 부위는 좌측 두부, 악관절부 및 교근부(그림 9-1). 개구량은 무통 최대가 30mm, 유통 최대가 38mm, 강제 최대가 42mm로(그림 9-2, 9-4), 좌측 두부, 악관절부 및 교근부에 개구 시 통증이 유발되었다. 촉진으로는 좌측 측두근, 교근 및 악관절부의 압통이 보였다.

잔존치나 임플란트의 병적인 동요는 보이지 않고, 교합 관계에도 특히 이상은 보이지 않았다. 하지만 임플란트와 자연치는 씹는 감각이 다르고, 항상 안정된 위치를 찾게 된다고 한다.

파노라마 방사선사진에서는 좌측 하악두의 형태가 이상하여, MRI 검사를 시행하니 좌측 악관절부에 비정복성의 관절원판 전위와 골 변형(변연성 증식: osteophyte)이 관찰되었다(그림 9-3).

기왕력 4년 전에 스트레스 증가에 의해 일과성으로 두통이나 턱의 통증이 생겨 가까운 통증의학과를 다녔다. 거기서 비정형우울증, 섬유성 근통 및 공항장애로 진단받고 투약치료를 하였다. 현재도 통원 중이고 약물요법(한방약, Lyrica 75mg, Celecox 200mg, Sediel 10mg), 인지행동요법 및 자율훈련법을 시행 중이다.

진 단 악관절장애-좌측 저작근통장애 및 악관절통장애

좌측 비정복성 악관절원판장애 및 변형성 악관절장애

치료와 경과 Splint에 대해서는 1년간 사용했음에도 불구하고 증상 개선이 이루어지지 않았기에 효과를 기대할 수 없다고 판단하여 사용을 중지하도록 지시하였다. 또한 항상 안정된 교합위

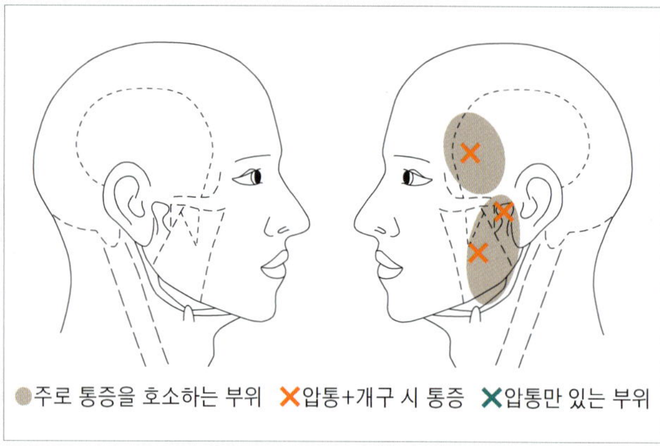

그림 9-1. 통증의 종류와 부위.

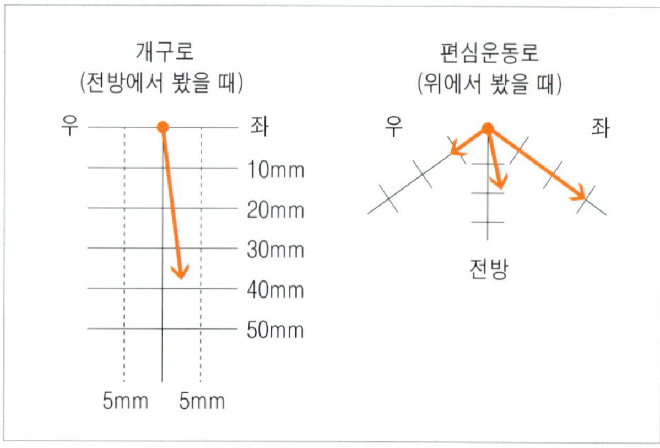

그림 9-2. 절치점의 궤적(하악 중절치 근심 우각부).

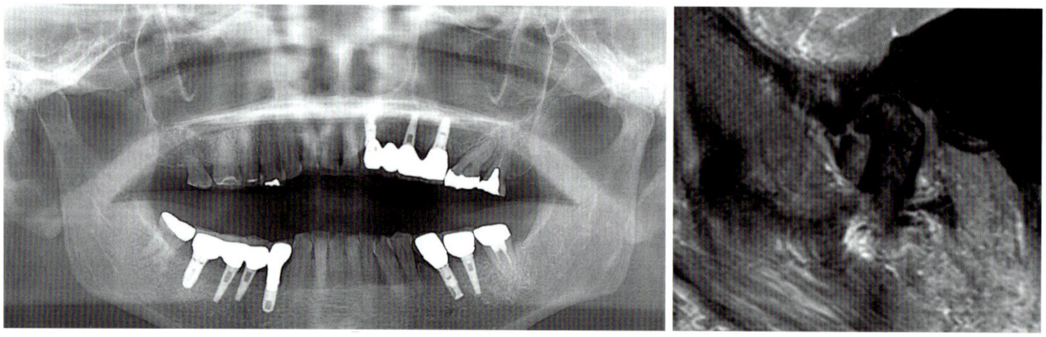

그림 9-3. 초진 시 파노라마 방사선사진 및 MRI 영상.

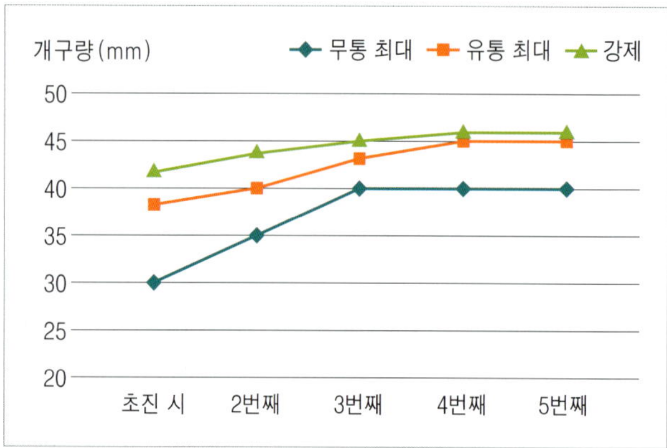

그림 9-4. 개구량(절치 간 거리)의 추이.

치를 찾게 된다고 하는 것에서 TCH가 있다고 판단하고 시정하도록 지도하였다.

치료 개시 1개월 후(2회째), 개구량은 무통 최대가 35mm, 유통 최대가 40mm, 강제 최대가 43mm로 무통 개구량이 약간 증가하였다. Splint를 사용하지 않는 것에 대한 불안감은 없었고 잘 자고 있다고 하였다. 좌측 악관절의 변형에 있어서는 더욱 악화시키지 않기 위해서도 재활운동으로 악관절의 가동범위를 늘리는 것이 좋다고 설명하고 관절가동화훈련을 개시하였다.

치료 개시 2개월 후(3회째), 개구량은 무통 최대가 40mm, 유통 최대가 43mm, 강제 최대가 45mm로 더욱 증가하였다. 개구 시 통증은 경감되었으나 관절잡음이 커져서 불안을 호소하였다. 이것에 대해서는 하악두의 가동범위 증가에 의한 증상으로 병적인 것이 아님을 설명하였다(Ⅶ장 Q2 참조).

치료 개시 3개월 후(4회째), 개구량은 무통 최대가 40mm, 유통 최대가 45mm, 강제 최대가 46mm로 개구량의 큰 폭의 증가는 보이지 않았다. 개구 시의 관절잡음에 변화는 없으나 하품 등의 대개구 시에 일과성의 통증이 생기는 정도로 일상생활에는 지장이 없을 정도로 개선되어 있었다. 교합 위화감은 잔존해 있었으나, 식사에 영향은 없다.

치료 개시 4개월 후(5회째), 각 개구량에 변화는 없지만(그림 9-4), 측두근 및 교근의 위화감도 경감되고 일상생활에서 불편함이 없어서 재활운동을 계속하도록 설명하고 정기적인 통원은 종료하였다.

코멘트 하악두의 변형에는 몇 가지 종류가 있으나 그 중에서도 주의를 요하는 것은 골피질 단열(erosion)이다. 골 피질 단열에서는 하악두 표층의 단단한 골 피질이 결손되어, 주위에서는 역으로 골 증생이 일어난다. 진행되면 이 케이스처럼 전방으로 골이 돌출된 변연성 증식을 형성하는 경우도 있다. 또한 하악두의 골 흡수가 진행되면 더욱더 하악두의 변형이 진행되어 개교합 등의 하악위의 변화를 생기게 할 가능성이 있다. 따라서 초진 시의 교합 관계(overjet이나 overbite, 상하정중의 위치관계, 실리콘을 이용한 교합기록 등)를 검사하여 그 정보를 남겨두는 것이 중요하다. 물론 그 후의 정기적 체크도 필요하다.

참고문헌

1) 日本顎関節学会. 顎関節症患者のための初期治療診療ガイドライン. 咀嚼筋痛を主訴とする顎関節症患者に対するスタビライゼーションスプリント治療について. 一般歯科医師編. http://www.kokuhoken.or.jp/exterior/jstmj/file/guideline_TMJ_patient.pdf

2) Ishiyama H, Inukai S, Nishiyama A, Hideshima M, Nakamura S, Tamaoka M, Miyazaki Y, Fueki K, Wakabayashi N. Effect of jaw-opening exercise on prevention of temporomandibular disorders pain associated with oral appliance therapy in obstructive sleep apnea patients: A randomized, double-blind, placebo-controlled trial. *J Prosth Res.* 2017 (in press).

CHAPTER VII

환자의 의문에 답하다

환자의 의문에 답하다

Shibuya Toshihisa 渋谷寿久
Sato Fumiaki 佐藤文明

실제의 임상에 있어서 환자에게 재활운동을 실시하게 하면 여러 가지 질문을 받게 된다. 재활운동은 통증이 있는 환자에 대해 통증을 강하게 하는 동작을 지도하지 않으면 안 되기에 치과의사에게 '진짜 이게 맞는가?' 하는 의문을 갖는 경우도 있을 것이다. 재활운동의 효과를 높이기 위해 필요한 것은 환자의 병태에 대한 적절한 설명과 계속적인 격려이다. 거기에 더해 재활운동 중에 생길 수 있는 문제에 대해 완화 대책을 지도하고, 환자가 안심할 수 있도록 노력한다. 아래에 재활운동에 관하여 환자가 자주 상담하는 항목에 대한 대응 사례를 제시한다.

Question 1 재활운동을 했더니 더 아파요.

● 환자에게는 이렇게 설명한다.

지금까지 통증이 생기는 것을 신경 써서 무의식중에 입을 크게 벌리지 않고 있던 것이 강제적으로 입을 벌리게 하는 운동을 시작함으로써, 겉으로 나오지 않던 통증이 나타나기 시작한 것입니다. 입을 다물게 되면 금방 통증이 사라지게 되는 경우는 걱정하지 않아도 됩니다.

재활운동은 정형외과의 재활치료와 마찬가지로 처음에는 아프고 힘들지 모르지만, 턱의 관절이 잘 움직이게 되면 통증은 사라지고, 식사 등도 편해지게 됩니다. 그런 좋은 상태를 목표로 지금은 통증이 나올 정도까지 입을 벌리는 운동을 계속하는 것이 중요합니다.

● 대책

정형외과에서의 재활치료를 경험한 적이 있는 경우의 환자는 이해가 빠르지만, 대부분의 환자는 통증을 강하게 하는 운동은 처음일 것이다. 재활운동에 의해 통증이 발생하거나 심해지는 것에 불안을 느껴 운동을 충분하게 하지 않을 수 있으니 아래와 같은 대책을 취한다.

① 어떤 통증인가, 그 타이밍과 지속시간을 묻는다. 일반적으로는 개구를 끝낸 곳에서 사라질 것이다. 이런 경우라면 걱정할 필요가 없다고 설명한다. 한편 폐구하고 나서도 5~10분 정도 통증이 남는 경우라면 힘을 너무 가하고 있을 가능성이 있어, 이 경우에는 힘을 약간 약하게 하도록 지도한다.

② 온열요법 등을 병용하여, 충분히 환부를 따뜻하게 하고 나서 재활운동을 개시한다(Ⅱ장 4 참조). 기상 시

의 연습은 힘들고, 목욕 시의 연습은 편하게 느끼는 환자가 많다.

③ 동통이 발생하는 것에 대한 공포감이 강한 환자에게는 동통 역치를 높이기 위해 재활운동 30분 전에 진통제를 복용시킨다(V장 5 참조).

● 배경과 기전

악관절장애에서는 통상의 염증에서 보이는 자발통, 종창, 발적, 열감과 같은 염증의 징후를 보이는 경우는 없고, 통증도 운동통과 기능 시의 통증이 주체이다. 이것은 악관절 조직이나 저작근 조직이 어떤 원인에 의해 동통 역치를 저하시켜, 그 때문에 통증을 과민하게 느끼게 되었을 뿐이다. 통상의 염증처럼 염증 산물의 저류도 생기지 않으므로 신경 압박이 생기는 일도 없고 자발통도 나타나지 않는다.

이 역치 저하의 기전은 아직 잘 알려져 있지 않다. 하지만 몇 가지 추측은 가능하다. 가장 알기 쉬운 것은 악관절통장애일 것이다. 이 증상은 외래성 혹은 내재성 외상이 원인이 되어, 악관절 활막이나 관절낭에 외상을 받아 발생한다고 생각되고 있다. 이 병태와 유사한 질환으로 외상성 악관절염이 있다. 이 경우는 더욱 강한 외상을 계기로 관절염이 발현되므로, 그 병태는 통상의 장액성염 자체다. 악관절통장애는 악관절염까지 진전되기 직전에서 멈춰 있고, 말하자면 동통 과민화만 발생한 상황으로 생각할 수가 있다. 변형성 악관절장애의 경우에도 변형된 골에 의한 관절 내부 조직의 외상이 같은 상황을 발현시키고 있다고 생각된다. 하지만 악관절원판의 비정복성 전방전위 사례에 있어서 동통 역치 저하는 전방전위된 관절원판이 개구 시에 더욱 전방으로 밀려서, 혈관 구조나 신경 조직의 자유종말이 분포되어 있는 후부결합조직이 신전되는 것에 의해 야기된다고 생각된다(그림 1).

한편 저작근에 있어서 역치 저하에는 몇 가지 설이 있는데 이전부터 상정되어 있던 것으로는 국소근통이론과 근·근막통이론이 있다. 국소근통은 저작 시, 대개구 시, 기상 시의 저작근의 통증으로 특징지어진다. 운동부터 8~24시간 후에 생기는 운동 후 근통(지연성 근육통: delayed onset pain)으로 대표되고, 근원섬유의 손상으로 생각된다.

근·근막통은 촉진에 의해 trigger point나 taut band*(그림 2, 3)가 관찰되는 것이 특징이다. Trigger

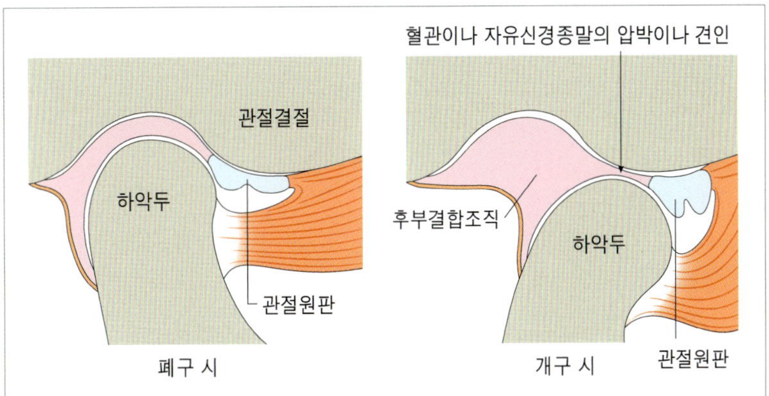

그림 1. 악관절부의 동통이 생기는 기전. 전방전위된 관절원판이 개구 시에 더욱 전방으로 밀려, 혈관 구조나 신경조직의 자유종말이 분포되어 있는 후부결합조직이 신전된다.

point 부위의 근섬유의 지속적 수축이 근의 저산소상태, 근혈류량의 저하, 염증성의 chemical mediator 전구물질의 축적 등을 야기하여, 그 결과 근육과 근막의 동통 역치의 저하에 더해 교감신경의 과민화 등이 생긴다.

그런 원인으로 동통 역치가 저하된 상태에 있는 조직에 대해 운동 자극을 가하게 되는 것이므로 그 자극이 클수록 느끼는 통증도 커지게 될 것이다. 그러나 운동 자극이 지속되거나 더욱 강한 자극으로 변화되면 저하된 동통 역치는 상승한다. 또한 자극이 너무 강해서 외상을 야기하지 않는 정도라면 그 운동 자극을 정지시키면 통증이 사라지는 것도 동통 역치가 저하되어 있는 것뿐이라는 점에서 이해 가능할 것이다.

***Trigger point와 taut band**

근·근막통의 특징으로서 trigger point가 있다. Trigger point는 골격근, 건, 인대에 생기는 경도가 증가한 긴장된 영역(taut band)에서 나타나는 국재성의 심부압통부로 정의된다. 압통에 의해 극명한 통증이 생기고, 가끔 압통 부위와는 떨어진 특정 부위에 관련통이 야기된다고 알려져 있다.[1]

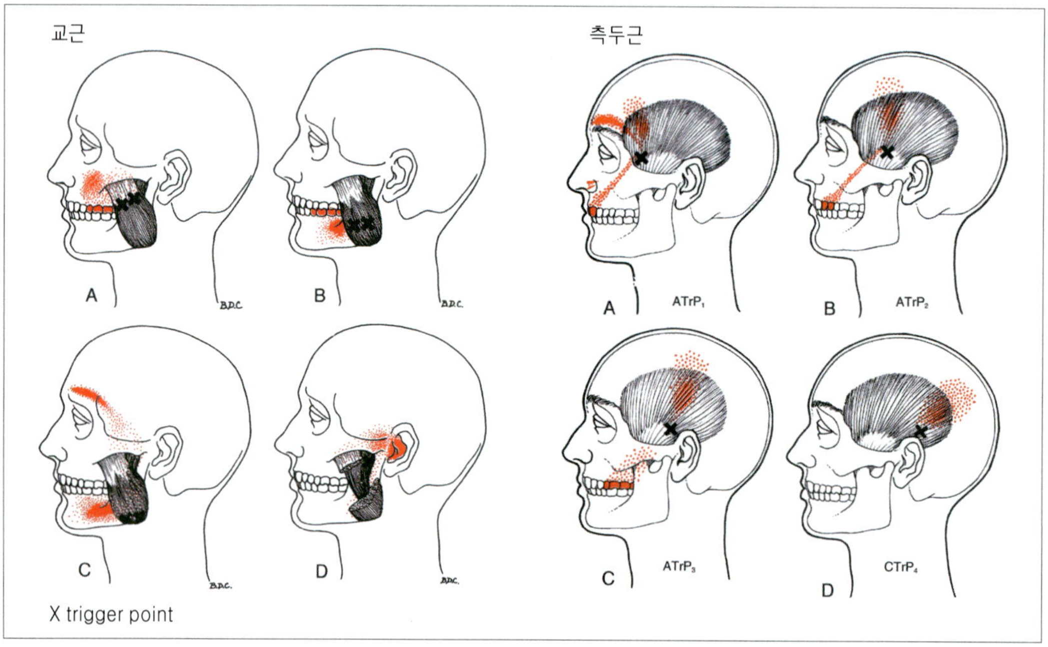

그림 2. Trigger point.(Travell JG, Simons DG 著, 川原群大 監訳. トリガーポイントマニュアルー筋膜痛と機能障害 I. 産学社 エンタプライズ, 1992; 228, 246에서 허락을 받아 게재)

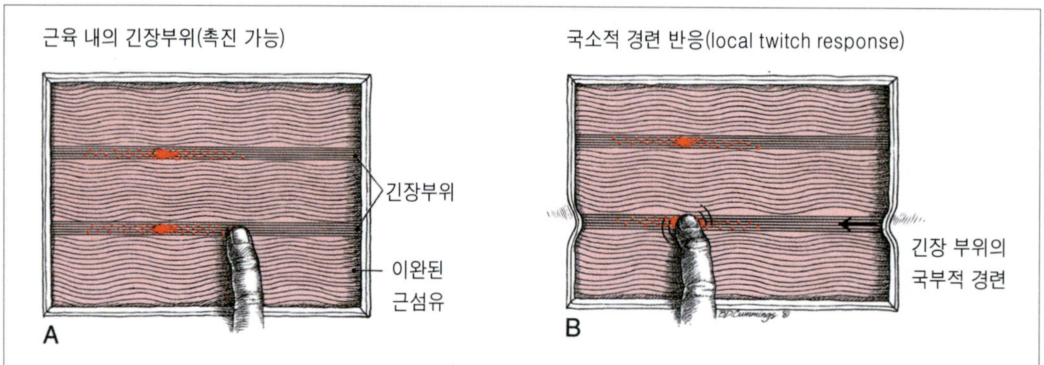

그림 3. Taut band. (Travell JG, Simons DG 著, 川原群大 監訳. トリガーポイントマニュアルー筋膜痛と機能障害 I. 産学社 エンタプライズ, 1992; 62에서 허락을 받아 게재)

Question 2 턱관절음이 더 커졌습니다.

● 환자에게는 이렇게 설명한다.

재활운동의 효과로 지금까지 그다지 움직이지 않던 관절이나 근육이 잘 움직이게 되면서, 원래 있었던 악관절의 소리가 나온 것입니다. 입도 크게 벌려지고, 통증도 없다면 걱정할 필요가 없습니다.

● 대책

Click이 출현하더라도 개구량이 확보되어 있고(40mm 이상), 개구 시 통증이 소실되어 있다면 재활운동은 종료해도 된다.

개구장애 증례에서는 가끔 재활운동에 의해 개구량이 증가되면 이전에 있었던 click이 출현하는 경우가 있다. 초진 시의 의료 면접에서 이전부터 click 등의 관절음이 있었는지 확인하고 재활운동 전에 개구량의 개선과 함께 관절음이 출현할 가능성을 이야기해두는 게 중요하다.

● 배경과 기전

재활운동에 의해 관절음이 생기는 원인은 주로 2가지가 있다.

① Closed lock이 해제되었기 때문

이전에는 젊은(10~20대) 환자에서 lock 직후부터 2주 이내의 증례가 아니라면 unlock은 치료가 어려웠다. 하지만 현재는 대부분의 증례에 TCH 시정이라는 병인치료를 병행하며 시행하고 있으며, 이 TCH 시정에 의해 악관절의 마찰계수가 감소하여, lock이 풀리는 경우가 있다. 성인이고 lock 직후부터 수개월이 지난 환자 중에서도 관절가동화훈련을 개시하면서 unlock이 생겨, click이 재발하는 증례가 가끔 관찰된다.

② 하악두의 전방활주가 커졌기 때문

Closed lock이 되고 어느 정도 시간이 경과하면 관절원판의 변형이 진행되어, 조금씩 하악두가 전방활주하게 된다. 이때에 TCH 등에 의한 하악두의 상방으로 눌리는 힘이 있으면 마찰 저항의 증대에 의해 하악두와 관절원판과의 마찰에 의한 crepitus음이 생기게 된다. 이런 증례는 가끔씩 보게 되는데, 관절가동화훈련에 의해 하악두의 활주량이 커지면 동시에 활주 속도도 개선된다. 이러기에 crepitus음이 크게 들리게 된다. 또한 관절원판 하면의 요철과 하악두가 빈번하게 마찰되어 소리가 나거나 crepitus음, 경우에 따라 작은 click을 의심하게 하는 소리가 나는 경우도 있다. 소리가 나는 기전을 설명해줄 필요가 있다.

Question 3 입을 벌렸다가 다물 때 통증이 생겼습니다.

● 환자에게는 이렇게 설명한다.

통증이 있거나 입이 벌어지지 않는 상태가 계속되면서 턱 주위의 근육이 강하게 수축되어 있다가 재활운동으로 잘 늘어나게 되면서 통증이 생기게 됩니다. 이 통증은 일시적인 것으로 좀 더 운동을 계속해가면 개선되어 갑니다.

● 대책

이런 통증은 근육 신전 개선을 나타내기 때문에 이대로 재활운동을 계속해간다. 재활운동에 의해 저작근의 재교육이 진행되면, 근육 신전부터 힘이 빠질 때까지 혈액 증가에 의한 통증(후술)이 소실된다. 하지만 통증에 대해 불안을 느끼는 환자도 적지 않으므로, 재활운동을 계속 시키기 위해서는 관리를 잊으면 안 된다.

● 배경과 기전

관절가동화훈련을 시행하고 있는 환자가 '손에 힘을 넣고 입을 벌렸다가 손에 힘을 푸는 순간에 근육통이 생기고 그 후 금방 사라진다'고 호소하는 경우가 있다. 이 통증이 출현하는 이유는 다음 기전에 기반한다.

개구장애가 일정 기간 동안 지속되고 있으면 저작근이 긴장하여 신전이 안 된다. 이런 근육에 대해 강제적인 신전훈련을 개시하면 근의 골막으로의 연결 영역이 견인된다. 그 견인력이 끊긴 순간에 근육 주위부터 혈액이 한꺼번에 근육 내로나 주변 근막 영역으로 흘러 들어간다. 그 때에 골막 부근에 많은 신경말단을 자극하여 일과성의 통증이 발생한다.

Question 4 식사 시에 통증이 나타납니다.

● 환자에게는 이렇게 설명한다.

입을 크게 벌릴 수 있게 되었기에 전방으로 빠져 있던 관절원판이 더욱 앞으로 이동하여 음식을 씹었을 때에 후부결합조직에 부하가 걸리게 되어 통증이 나타납니다. 이런 통증에서는 껌 저작훈련이 효과적입니다.

● 대책

저작 시 통증에 대해서는 껌 저작훈련을 추가 지도한다(V장 1 참조). 껌을 씹으면 관절원판 후부조직에 정기적인 부하를 계속 걸게 되어 신경을 둘러싸는 혈관을 소멸시킬 수 있기 때문에 동시에 신경도 소실되어 통증이 줄어간다.

이것은 개의 태아 악관절원판을 대상으로 한 연구[2]에서, 태내에서 관절원판을 형성한 혈관이 출생 전 태중의 관절원판에 대한 부하운동에 의해 소실되고, 출생 시에는 관절원판의 혈관이 소실된다고 하는 관찰을 기본으로 생각해낸 방법이다.

● 배경과 기전

대다수의 환자는 급성기에는 개구 시 통증과 저작 시 통증 모두를 호소한다. 이러한 경우 저작 시 통증은 개구 시 통증과 같이 동통 감각의 과민화에 의해 나타나는 것이므로 개구 시 통증이 소실됨과 동시에 소실된다. 하지만 비정복성 관절원판장애의 환자 중에서는 당초에는 저작 시 통증이 없었음에도 불구하고, 개구 범위가 증가함에 따라 서서히 저작 시 통증이 발생하는 경우가 있다. 이러한 증례에서는 관절원판의 전위·변형이 진행되면서 긴밀한 교원섬유로 구성된 관절원판조직이 전방으로 이동하고, 동시에 관절원판 후부조직도 관절원판에 견인되는 형태로 저작 시에 응력 부하를 부담하는 위치까지 전방으로 이동되어 온다. 이렇게 되면 관절원판 후부조직 내부에는 풍부한 정맥총 등의 혈관조직이 존재하고, 동시에 신경조직이 있으므로 저작 시에 신경이 저작에 의한 부하를 받으면 저작 시 통증이 출현한다.

Question 5 재활운동은 언제까지 지속하면 되는 건가요?

● 환자에게는 이렇게 설명한다.

평상시에 40mm 이상 입이 벌어지거나, 입을 벌리거나 닫을 때, 무언가를 씹을 때에 통증이 나오지 않는다면 안정된 것으로 판단하고 재활운동을 종료합니다.

● 대책

초진부터 2, 4, 8주 후의 재진 시에 무통 개구량, 유통 개구량, 강제 개구량, 절치로, 통증의 VAS 수치 등을 기록하여 환자와 결과를 공유한다. 시간에 따른 결과의 평가는 재활운동의 상태를 반영하고 있다. 재활운동의 성과를 환자에게 알려 동기도 올라간다.

Question 6 재활운동으로 턱이 빠지는 일은 없나요?

● **환자에게는 이렇게 설명한다.**

재활운동으로 턱이 빠지는 일은 없습니다. 입을 벌릴 때에 소리가 나는 것은 턱이 빠지는 게 아니라 다른 원인에 의한 것입니다.

● **대책**

기본적으로는 재활운동에 의해 악관절의 탈구가 생기는 일은 없지만, 환자 중에는 개구 시의 관절음을 '턱이 빠진다'고 표현하는 사람도 있다. 환자가 재활운동 시의 관절음을 신경 쓰고 있다면, 악관절 탈구와 하악두가 활주운동에 의해 관절결절을 넘어설 때의 소리(eminence click)와 정복성 악관절원판 전방전위에 있어서의 click과의 차이를 설명한다.

Question 7 재활운동을 하고 나서, 이가 흔들립니다(흔들리는 것 같습니다).

● **환자에게는 이렇게 설명한다.**

흔들리는 치아가 있다면 그 이외의 치아에 손가락을 걸고 재활운동을 해주십시오. 양손의 검지와 중지를 하악 전치부터 소구치에 걸어서, 양측으로 되도록 넓은 범위에 힘이 분산되도록 조절하면 좋을 것입니다.

● **대책**

동요치에 힘이 걸리지 않도록 또한 최대한 많은 치아가 하중을 부담하도록 손가락을 대는 방법에 대해 환자에게 지도한다. 동요치의 잠간고정 등의 처치가 가능하다면 재활운동을 시작하기 전에 시행해둔다. 의치 사용자에 있어서는 개개의 증례에 따라 잔존치의 동요, 치은의 통증 등을 고려하여, 의치 장착 또는 비장착 시에도 재활운동을 시행한다. 동요치를 보호하기 위해 전치부 splint를 제작하여 재활운동 시에 사용시키는 것도 유효하다.

Question 8 재활운동을 하면 치아에 대는 손가락이 아파요.

● 환자에게는 이렇게 설명한다.

근부하훈련에서 한 손의 검지와 중지, 약지의 3개로 하악 전치를 밀어 내릴 때에 손수건 등을 치아와 손가락 사이에 넣으면 손가락이 아프지 않습니다(그림 4).

관절가동화훈련으로 엄지와 검지를 사용하여 상하의 치아를 벌릴 때는 집에 있는 고무호스 등을 잘라서 골무처럼 이용하면 좋습니다. 호스가 가는 경우에는 일부만 칼집을 넣어 사용하시면 됩니다(그림 5).

● 대책

손수건이나 고무호스 등 집에 있는 것을 이용하여, 손가락을 보호하면서 재활운동을 계속하도록 지시한다. 또한 개구장애가 강하여, 강한 힘이 필요할 때에는 개구훈련기 등을 사용하면 여성이나 고령자 등의 힘이 약한 환자에서도 운동하기 쉽다(column 3 참조).

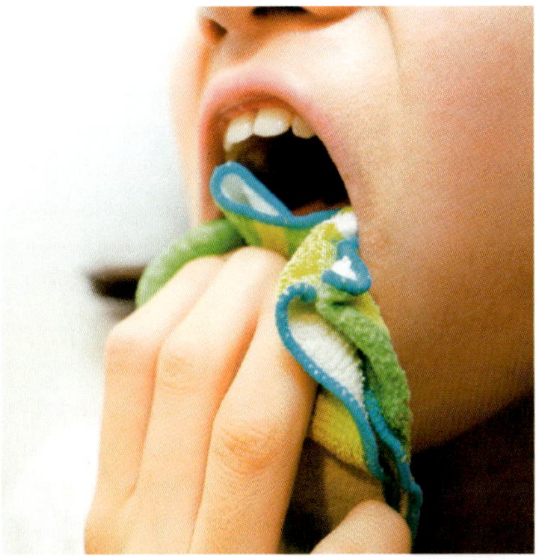

그림 4. 근부하훈련을 할 때 하악 전치를 눌러 내리는 손가락이 아프면 손수건 등을 치아와 손가락 사이에 넣어서 시행한다.

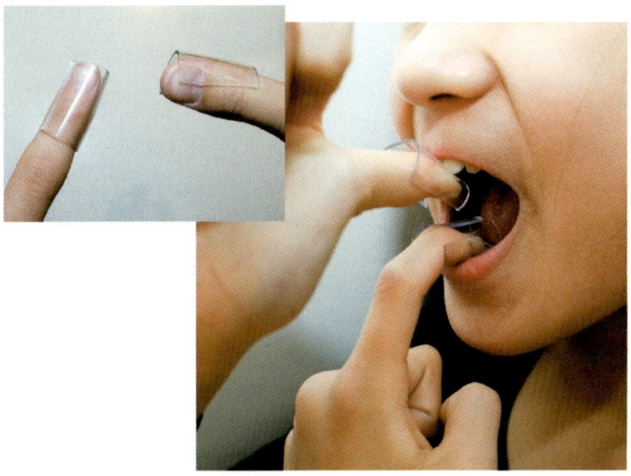

그림 5. 관절가동화훈련으로 상하의 치아를 밀어내는 손가락이 아플 경우에는 고무호스를 잘라 골무처럼 이용하면 좋다.

참고문헌

1) Travell JG, Simons DG 著, 川原群大 監訳. トリガーポイントマニュアル―筋膜痛と機能障害 I. 産学社 エンタプライズ, 1992.

2) 間宮　信. 関節円板の血管構築と微細血管の超微構造について 第2報幼犬の関節円板について. 神奈川歯学. 1981; **16**: 237-256.

부록

1) 악관절장애 초진 시 질문표

2) 악관절장애 진찰 Sheet

3) 악관절장애 치료 계획 Sheet

4) 악관절장애 치료 경과 Sheet

5) 진료정보제공서

6) 관절가동화훈련·근신전훈련의 방법(환자 배포용)

7) 개구유지훈련 방법(환자 배포용)

8) 근부하훈련 방법(환자 배포용)

* 이 부록은 절취선을 잘라내고 복사하여 사용할 수 있습니다.

악관절장애 초진 시 질문표

이름 (세) 직업

① 지금 어떤 증상으로 불편하십니까?

② 언제부터입니까? 시작된 계기가 있습니까?

③ 증상은 어떻게 변화되었나요?

④ 증상에 대해 지금까지 어떤 치료를 받으셨나요?

⑤ '소리'에 대한 질문

A: 입을 벌리고 닫을 때에 소리가 납니까?

아니오 예 (딱딱거리는 소리·무언가가 갈리는듯한 소리)

B: 처음 소리가 난다고 느낀 것은 언제입니까?

년 개월 일 전부터 (세경)

C: 소리에 변화는 있었습니까?

예 · 아니오

⑥ '통증'에 대한 질문

A: 통증은 언제부터 시작되었습니까?

년 개월 일 전부터 (세경)

B: 어떨 때에 아픈가요?

가만히 있을 때·입을 벌릴 때·식사 중에·강하게 깨물었을 때

그 외( )

C: 어디에 아픔을 느끼시나요?

(아픈 부분에 표시해주십시오)

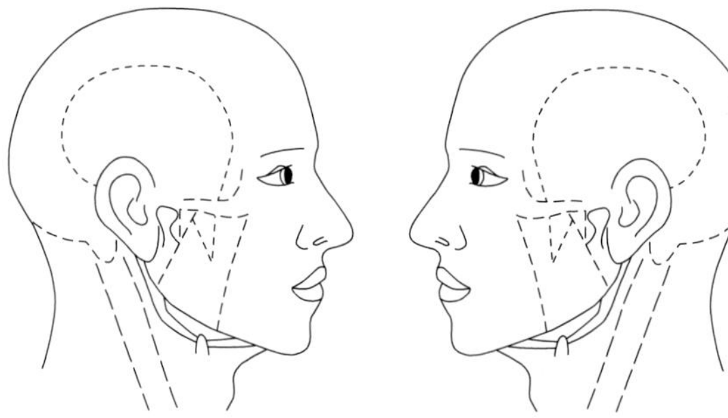

D: 어떤 느낌의 통증인가요?

불쾌감·둔한 통증·쑤시는 통증·날카로운 통증

그 외(   )

⑦ '턱의 움직임'에 관한 질문

A: 입은 크게 벌어지나요?

예 · 아니오

B: 입을 크게 못 벌리게 된 것은 언제부터인가요?

년 개월 일 전부터 (세경)

⑧ '교합'에 대한 질문

A: 교합에 대해 위화감이나 불안정한 느낌이 있습니까?

예 · 아니오

B: 시작된 계기는 무엇인가요?

(   )

⑨ 몸의 건강에 대한 질문

A: 다음과 같은 병에 대해 치료 받은 적이 있습니까?

어깨 뭉침, 두통, 간염(A·B·C), 관절염, 류마티스 관절염, 교원병, 귀의 질병, 부비강염, 악골 골수염, 악골 골절, 경추손상, 두부타박상, 자율 신경 기능 이상, 갱년기장애, 우울증, 알러지,

그 외(   )

B: 지금 다니는 병원은 있습니까?

아니오 · 예 (병원 과)

C: 지금 복용하는 약은 있습니까?

아니오 · 예 (약명   )

악관절장애 진찰 Sheet

No. 이름 날짜

[주소]

....

....

[문진]

1. 현 병력

1) 처음 발생한 곳 □오른쪽 □왼쪽

2) 처음 발생한 증상 □관절잡음 □동통 □개구장애 □그 외( )

3) 이번 증상 발생부터 내원까지 걸린 시간

□1주일 미만 □1~2주간 □2주~1개월

□1~6개월 □6개월 이상

4) 증상이 신경 쓰이는 시기 □기상 시 □식사 중 □대화 시 □그 외( )

5) 내원하기 전까지의 경과

□관절잡음 □줄어듦 □변하지 않음 □악화됨

□동통 □줄어듦 □변하지 않음 □악화됨

□개구장애 □줄어듦 □변하지 않음 □악화됨

6) 증상(관절잡음, 동통, 개구장애)의 변화양상

( )

7) 이전에 진료 받은 의료기관, 악관절에 대해 받은 치료 등에 대해

( )

8) 그 이외의 증상

( )

9) 복용 중인 약, 통원 중인 의료기관 등

( )

2. 관련되는 외상의 기왕력

□없음 □있음 (□1년 이내 □1년 이상 경과 내용:)

3. 악화요인

□단단한 것을 씹기 좋아함 □한쪽으로 씹음 □이 악물기 □이갈이

□상하치열접촉벽(TCH) □악기 연주 □합창·성악

□그 외( )

[임상 소견]

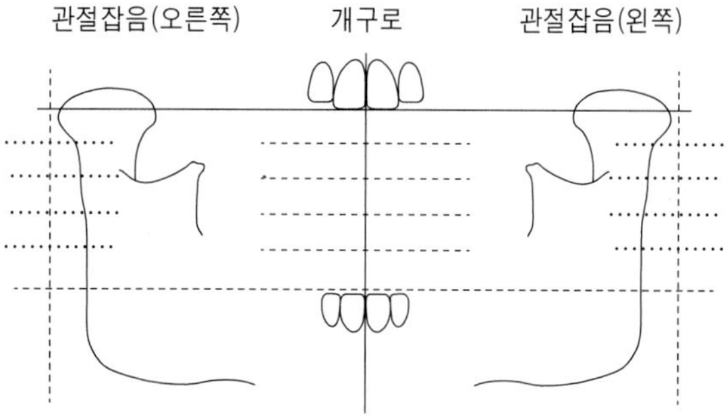

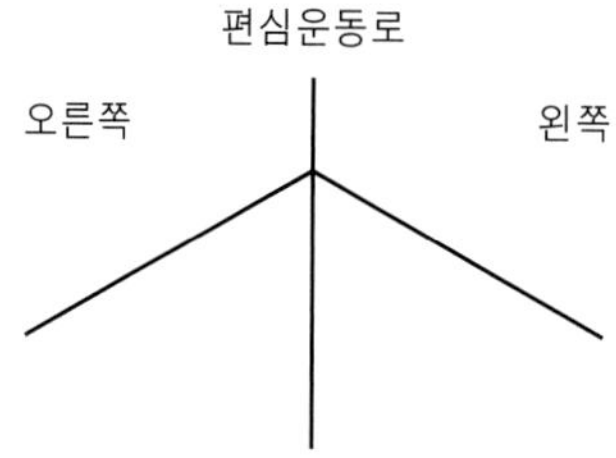

무통 최대 개구 (mm)

유통 최대 개구 (mm)

강제 최대 개구 (mm)

동통부위 (   )

하악두 활주

오른쪽	**왼쪽**
□활주운동	□활주운동
□접번운동	□접번운동
□lock	□lock

[영상 소견]

악관절장애 치료 계획 Sheet

No. 이름 날짜

[임상 진단]

오른쪽

□저작근통장애 (Ⅰ형)

□악관절통장애 (Ⅱ형)

□악관절원판장애 (Ⅲ형)

□a: 정복성

□b: 비정복성

□변형성 악관절장애 (Ⅳ형)

왼쪽

□저작근통장애 (Ⅰ형)

□악관절통장애 (Ⅱ형)

□악관절원판장애 (Ⅲ형)

□a: 정복성

□b: 비정복성

□변형성 악관절장애 (Ⅳ형)

[치료방침]

악관절장애 치료 경과 Sheet

No. 이름 날짜

[주소·자각증상의 변화]

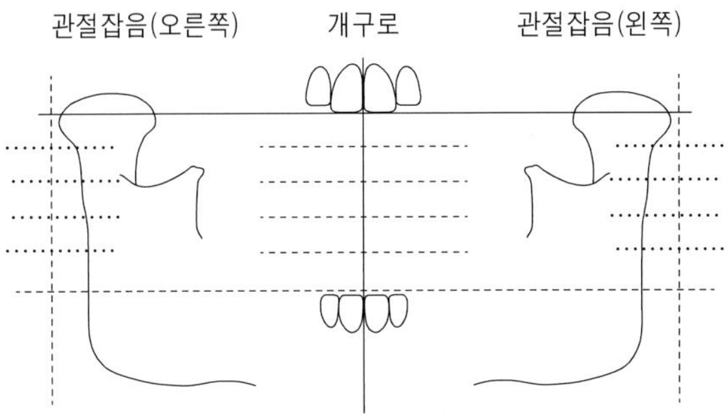

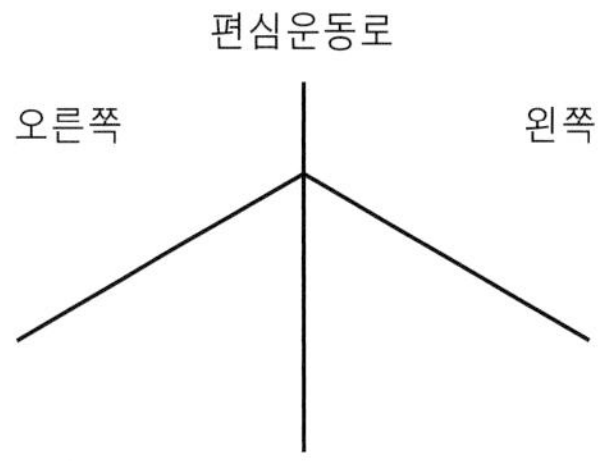

무통 최대 개구 (　　　　mm)
유통 최대 개구 (　　　　mm)
강제 최대 개구 (　　　　mm)

동통부위 (　　　　　　　)

하악두활주

오른쪽	**왼쪽**
□활주운동	□활주운동
□접번운동	□접번운동
□lock	□lock

[평가 및 고찰]

[이후의 치료계획]

진료정보제공서

년　　월　　일

________ 병원 ________ 과

초진담당 ________ 선생님께

________ 치과의원

담당의 ________

환자이름 ________ 본원등록번호 No. ________

진 단 명 ________

소개목적 ________

임상경과

____ 년 ____ 월 ____ 일 ________ 의 주소로 내원하여 초진

____ 측 악관절장애 ( ) 진단으로 ____ 년 ____ 월 ____ 일부터

________ 를 시행하였으나, (개구장애) (악관절통) (저작근통)

( )의 증상의 호전이 보이지 않고,

무통 개구량 ____ mm, 유통 개구량 ____ mm (________ 부위에 동통이 있음)입니다.

전문의료기관에서의 정밀검사 및 진료의 필요한 것으로 판단되어 귀원으로 진료 의뢰 드립니다.

바쁘시겠지만 고진선처를 바랍니다.

(특기사항)

기왕력 ________

____

현재의 투약내용

Rp) ________

________ 의 검사소견을 동봉해서 보냅니다.

관절가동화훈련·근신전훈련 방법(환자 배포용)

① 준비운동

통증이 발생하지 않는 범위 내에서 10번 정도 작게 입을 열고 닫습니다.

이때에 입안에 음식을 넣지 말고, 상하의 치아가 닫히지 않도록 해 주십시오.

①

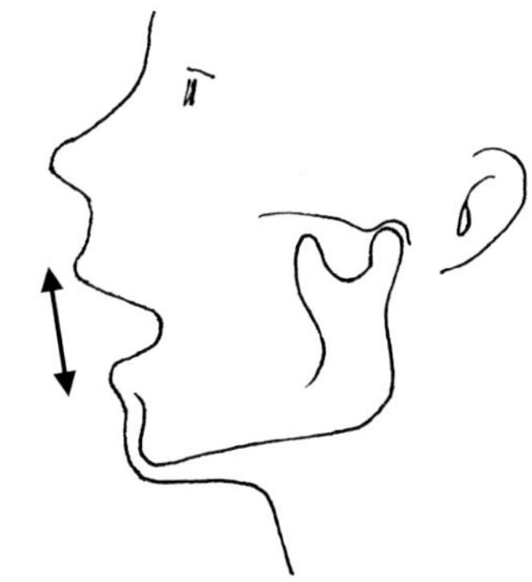

② 입을 크게 벌린다.

통증을 가능한 한 참고 입을 크게 벌립니다. 또는 그림과 같이 하악전치의 끝에 주로 쓰는 손의 손가락 3개를 올려 천천히 밀어 내리듯이 하여 입을 벌립니다.

이대로 30초간 유지합니다(며칠 연습하여 통증이 줄어들었다면 1분간 유지하도록 합니다).

②

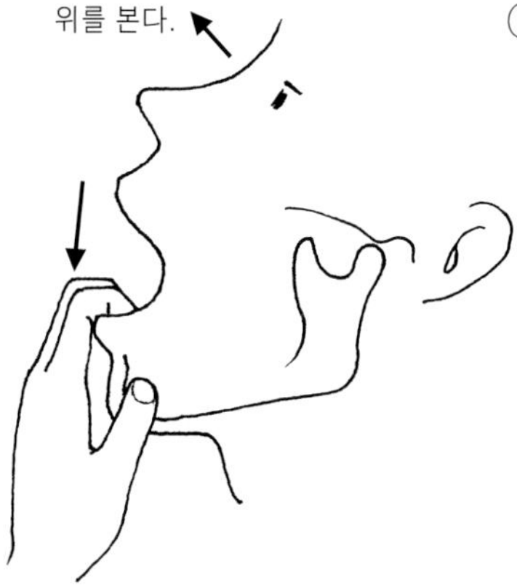

얼굴은 약간 위를 향하도록 하고, 손가락으로 턱을 아래로 당기듯이 합니다.

③ 정리운동

①과 같이 통증이 발생하지 않는 범위 내에서 10번 정도 작게 입을 열고 닫습니다.

①~③을 3~4회(5분간) 반복합니다.

이것을 1세트로 하여 1일에 4세트, 매 식후와 목욕 중 혹은 목욕 후에 연습합니다.

연습 후에 통증이 지속되는 경우에는 입을 벌릴 때 손가락의 힘을 약간 줄이도록 합니다.

개구유지훈련 방법(환자 배포용)

① 준비운동

통증이 발생하지 않는 범위 내에서 10번 정도 작게 입을 열고 닫습니다. 이때에 입안에 음식을 넣지 말고, 상하의 치아가 닫히지 않도록 해 주십시오.

② 입을 크게 벌린다.

통증을 최대한 참으면서 입을 크게 벌립니다. 그대로 10초간 유지하도록 합니다.

③ 정리운동

①과 같이 통증이 발생하지 않는 범위 내에서 10번 정도 작게 입을 열고 닫습니다.

①~③을 3~4회(5분간) 반복합니다.

이것을 1세트로 하여 1일에 4세트, 매 식후와 목욕 중 혹은 목욕 후에 연습합니다.

연습 후에 통증이 지속되는 경우에는 따뜻한 찜질을 해주시면 좋습니다.

①

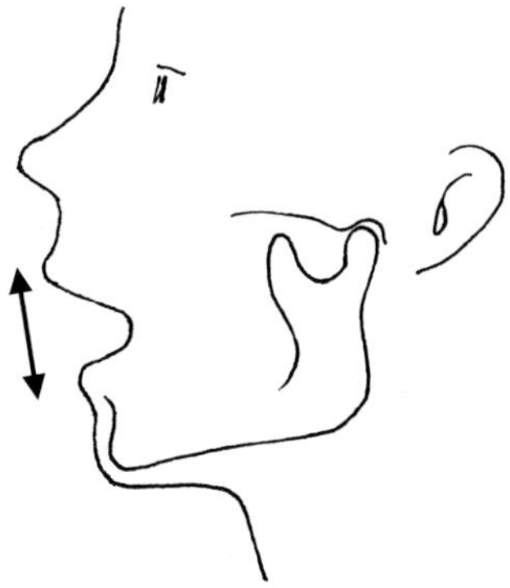

②

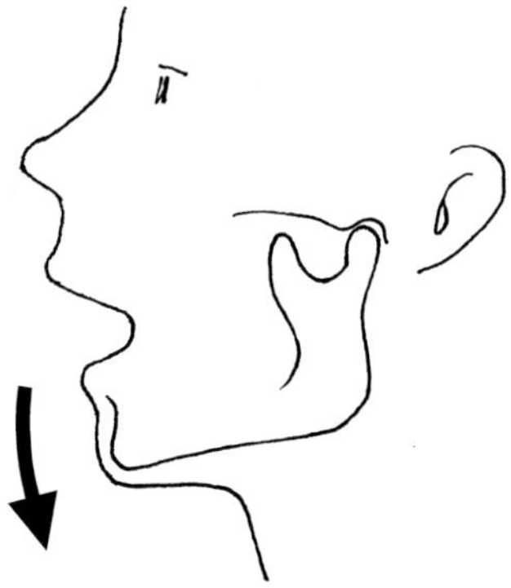

입을 크게 벌려서 10초간 유지

근부하훈련 방법(환자 배포용)

① 준비운동

통증이 발생하지 않는 범위 내에서 10번 정도 작게 입을 열고 닫습니다. 이때에 입안에 음식을 넣지 말고, 상하의 치아가 닫히지 않도록 해주십시오.

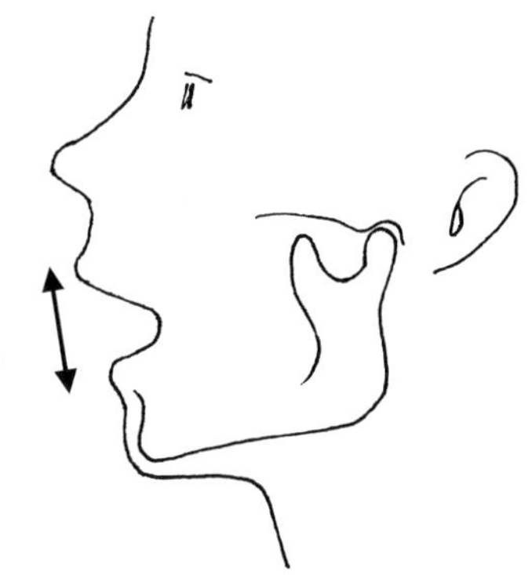

② 입을 벌린 다음 그 상태를 유지

그림과 같이 하악 전치의 끝에 주로 쓰는 손의 손가락 3개를 올려 천천히 밀어 내리듯이 하여 입을 벌립니다.

한계까지 벌리지 말고, 턱의 힘과 손가락의 힘이 비슷하게 하여 그대로 유지합니다(입은 닫는 힘이 작용하도록 하고, 손가락은 벌리는 힘이 작용하도록 하여 이 두 힘이 비슷하게).

이대로 30초간 유지합니다(며칠 연습하여 통증이 줄어들었다면 1분간 유지합니다).

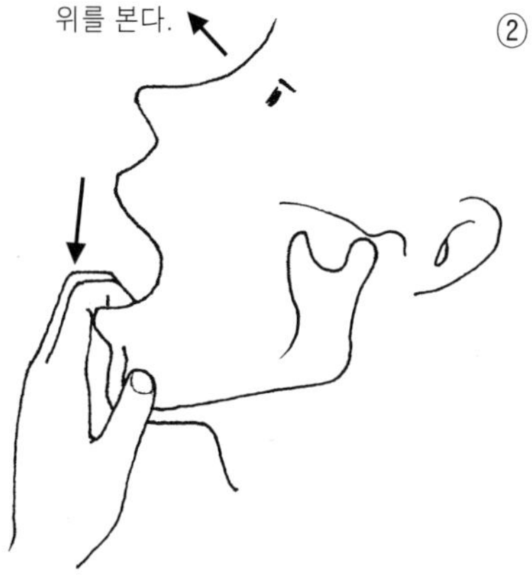

얼굴은 약간 위를 향하도록 하고 손가락은 턱을 아래로 당기듯이, 턱은 다물려고 하면서 30초간 유지한다.

③ 정리운동

①과 같이 통증이 발생하지 않는 범위 내에서 10번 정도 작게 입을 열고 닫습니다.

①~③을 3~4회(5분간) 반복합니다.

이것을 1세트로 하여 1일에 4세트, 매 식후와 목욕 중 혹은 목욕 후에 연습합니다.

연습 후에 통증이 지속되는 경우에는 입을 벌릴 때의 손가락의 힘을 약간 줄이도록 합니다.

[역자 약력]

신영민

치의학석사, 구강악안면외과 전문의

계명대학교 의과대학 치과학 조교수

계명대학교 동산의료원 치과진료센터

E-mail: shinym@dsmc.or.kr

악관절장애의 재활치료

잘 움직이는 관절은 아프지 않다!

발행일 2018년 7월 20일
저 자 Kino Koji 외
역 자 신 영 민
발행인 최 용 원
편 집 김 애 선
표 지 김 애 선
교 정 황 자 애
발행처 **대한나래출판사**
등 록 제2012-000051호(1994.6.10)

주 소 서울특별시 성동구 성수이로 147 (성수동2가 289-319번지)
아이에스비즈타워 903호
전 화 (02) 922-7080
팩 스 (02) 922-0841
이메일 nrpub@naver.com

ISBN 978-89-5741-601-3 **60,000원**